Dieses Buch wurde Ihnen
von der
DEUTSCHEN KREBSHILFE
als Aufklärungsbroschüre
überreicht.

Die Produktionsfirma TTV-Filmproduktion, Bonn, erstellte für den Westdeutschen Rundfunk die sechsteilige Fernsehserie »NIEMAND SOLL DER NÄCHSTE SEIN – Eine Sendereihe zur Krebsvorsorge«.

Diese Serie entstand als Coproduktion von Bayerischem, Hessischem, Norddeutschem, Süddeutschem Rundfunk und der Deutschen Krebshilfe.

Die Konzeption der Sendereihe, des Begleitbuchs und der Maßnahmen der Deutschen Krebshilfe entwickelte Dr. Claus Spahn, Westdeutscher Rundfunk, Köln.

Dr. Jochen Aumiller

Niemand soll der Nächste sein

Das Buch zur persönlichen
Krebsvorsorge

Nach der gleichnamigen Fernsehserie des
Westdeutschen Rundfunks, Köln

Originalausgabe

Wilhelm Goldmann Verlag

Sonderauflage für die Deutsche Krebshilfe
und den Mildred-Scheel-Kreis

Made in Germany · 2. Auflage 12/78 · 101170
Genehmigte Taschenbuchausgabe

Umschlagentwurf: Creativ Shop, A. + A. Bachmann, München
Zeichnungen: Lob + Matthes, Grafik-Design, München
Satz und Druck: Presse-Druck Augsburg
Verlagsnummer: 10 794 · Weiss/Sturm
ISBN: 3-442-10794-6

Inhalt

Vorwort

Krebsvorsorge ist leider noch immer nicht selbstverständlich. Nur 35 Prozent aller Frauen über 30 und nur 16 Prozent aller Männer über 45 beteiligen sich an den kostenlosen Vorsorge-Untersuchungen der Krankenkassen.
Dieser unbefriedigende Zustand ist eine ständige Herausforderung, der wir uns stellen müssen. Es gibt noch keine wirksamere und erfolgversprechendere Waffe gegen den Krebs als seine frühzeitige Erkennung und seine rechtzeitige Behandlung.
Als deshalb dieses Buch zur persönlichen Krebsvorsorge erschien, sah ich in seiner möglichst weiten Verbreitung eine gute Chance, damit bisher noch unerreichte Bevölkerungskreise für die Teilnahme an den Krebsvorsorge-Untersuchungen zu gewinnen.
Erleichtert wurde diese Absicht dadurch, daß es durch Sonderverkäufe und Industriespenden gelang, die vorliegende Ausgabe dieses Buches herauszubringen, ohne daß der DEUTSCHEN KREBSHILFE oder dem MILDRED-SCHEEL-KREIS dadurch zusätzliche Kosten entstanden wären.
Ich wünsche mir, daß möglichst viele Leser den Anregungen dieses Buches Folge leisten und sich regelmäßig an der Vorsorge-Untersuchung beteiligen. In diesem Sinne könnte das Buch dazu beitragen, Leben zu retten.

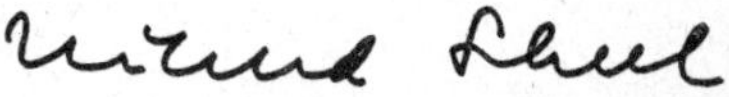

Einführung

Krebs hat nicht nur viele Gesichter, mehr gutartige oder bösartige, Krebs hat auch viele Namen. *Bösartig* heißt hier: Die Krebszellen streuen, siedeln sich in anderen Organen an und wuchern dort weiter. Solche Absiedlungen werden als *Metastasen* bezeichnet. Im allgemeinen versteht man unter Krebs eine bösartige Zellwucherung. Entsteht diese Wucherung auf der Haut oder auf einer der vielen inneren Häute, der Schleimhäute, so spricht man auch vom *Karzinom.* Um die Verwirrung vollständig zu machen, wird in diesem Zusammenhang auch der Begriff des *Tumors* gebraucht. Er bedeutet lediglich Geschwulst. Tasten die Mediziner etwa einen Knoten, eine derbe Verdickung, so sprechen sie von einem Tumor, ohne dabei gleich an Krebs zu denken. Ein Tumor kann vieles sein; eine gefüllte Harnblase, eine gestaute Gallenblase oder auch eine unbestimmte Wucherung. Für bestimmte Formen der Krebsvorstufen hat sich noch der Begriff des *Carcinoma in situ* eingebürgert, was ausdrücken soll, daß zwar die Zellen alle Anzeichen einer bösartigen Umwandlung aufweisen, aber zunächst noch im Wartestand sind, noch nicht in das umliegende Gewebe einwachsen, sondern auf ihr »Nest« begrenzt bleiben. (Weitere Erklärungen siehe Seiten 16, 17.)

Fall Isolde – Gebärmutter (Uterus)

Ein Kegelabend fast wie jeder andere. Die acht vom TÜV lassen Dampf ab. Nur Isolde, die 28jährige Sachbearbeiterin, reagiert auffällig gereizt. Sonst äußerst selbstbewußt und um keine Antwort verlegen, gerät sie schon bei sanften Anspielungen auf ihre »mysteriösen« Überstunden außer Kontrolle. Erst später, als sie von ihren Kolleginnen zur Rede gestellt wird, beichtet Isolde ihren Kummer. Seit einiger Zeit, so gibt sie zögernd zu, fühlt sie sich schlapp, lustlos. Vor allem nach Dienstschluß ist sie fix und fertig, kann sich nicht mehr aufraffen, ihre Wohnung in Schuß zu halten. Und dann die rätselhaften Blutungen vor der eigentlichen Monatsblutung. Wenn sie »ihre Tage« hat, wie sie die Menstruation umschreibt, rumort es im Unterleib so schmerzhaft wie damals mit vierzehn, als die »Regel« noch unregelmäßig kam. Aber einen Grund, den Frauenarzt aufzusuchen, sieht sie in alldem noch nicht. Das renkt sich schon wieder ein, meint sie. Und außerdem hat sie einen Horror vor der gynäkologischen Untersuchung »auf diesem entsetzlichen Stuhl«. Zur Besinnung kam Isolde allerdings, als ihr Anneliese von ähnlichen Beschwerden bei einer Bekannten erzählte. Die Untersuchung ergab Gebärmutterkrebs; eine rechtzeitige Operation konnte diese Frau noch heilen.

Dieser Schreckschuß wirkte: Schon wenige Tage später lag Isolde auf dem verhaßten Gynäkologen-Stuhl. Ihre Angst erwies sich als unbegründet. Sie litt nur an einer leicht behebbaren Hormonstörung. Ihre Skepsis gegenüber der Vorsorgeuntersuchung aber war wie weggefegt. Sie hatte die Chance, die diese Routineuntersuchung bietet, begriffen.

Tatsächlich bestand bei Isolde höchste Alarmstufe. Blutungen außerhalb der Monatsregel lassen den Arzt geradezu reflexhaft an einen Gebärmutterkrebs denken, und er wird nicht ruhen, bis sich dieser Verdacht als richtig oder falsch erwiesen hat. Die modernen Untersuchungsmethoden machen es ihm und der Patientin leicht, vor allem bei der häufigsten Krebsform der Gebärmutter, dem Gebärmutterhalskrebs. Ein Zellabstrich bringt die Klärung.

Wachstumsfreudiger Uterus

Die Gebärmutter, in der Fachsprache Uterus genannt, ist das »entartungsfreudigste« Organ der Frau.

- Während der Schwangerschaft wächst der »Fruchthalter«, wie die Gebärmutter auch genannt wird, wie eine gutartige Geschwulst heran, eine »Entartung«, die sich bekanntlich spätestens nach neun Monaten normalisiert.
- Außerdem neigen sowohl Uterusmuskulatur als auch Uterusschleimhaut zu gutartigen Wucherungen. Bereits jede fünfte Frau über 30 hat sogenannte Myome, das sind Muskelgeschwülste der Gebärmutter. Oftmals merken die Frauen von diesen Myomen nichts, nicht selten aber bedingen sie Schmerzen und sogar Blutungen, so daß Verdacht auf Krebs besteht. Blutungen können aber auch von den ebenfalls häufigen gutartigen Schleimhautwucherungen, den Polypen, verursacht werden.
- Die eigentlichen Entartungen, die Krebse des Uterus, beschränken sich im wesentlichen auf zwei Bezirke: auf den Gebärmutterhals, jenen Uterusteil, der in das Scheidengewölbe ragt, und auf den Gebärmutterkörper.

Der Gebärmutterhalskrebs (in der Fachsprache Kollumkarzinom) nimmt nach dem Brustkrebs Platz 2 in der Statistik der häufigsten bösartigen Geschwülste der Frauen ein. Man hat errechnet, daß von etwa 25 Frauen eine im Laufe ihres Lebens ein Kollumkarzinom bekommt. Die Tendenz ist leicht rückläufig – ein Erfolg der Vorsorgeuntersuchung?

Isoldes Beschwerdebild zeigt in Richtung Kollumkarzinom. Zunächst einmal aus Gründen der Wahrscheinlichkeit. Frauen im fortpflanzungsfähigen Alter, d. h. wenn sie die Wechseljahre noch vor sich haben, werden bevorzugt vom Kollumkarzinom heimgesucht. Der Häufigkeitsgipfel liegt nahe dem fünfzigsten Lebensjahr. Es zeichnet sich auch ein Trend zur Vorverlagerung auf jüngere Jahrgänge ab; selbst 30- bis 35jährige Frauen sind schon häufig betroffen. Die Experten haben für diese Entwicklung zahlreiche Erklärungen. Sie glauben, daß die modernen Sexualpraktiken damit zu tun haben, vor allem die Tatsache, daß Mädchen früher und häufiger Geschlechtsverkehr haben als noch ihre Mütter. Das mag hauptsächlich mit der größeren Freizügigkeit in Sachen Sex zu tun haben, es ist aber sicher mitbedingt durch die früher einsetzende Geschlechtsreife. Während noch vor rund 50 Jahren die ersten Monatsblutungen durchschnittlich mit 15 Jahren auftraten, ist dieses einschneidende Ereignis im Leben der Frau heute auf 13½ Jahre vorgerückt.

Immer wieder werden auch die hormonellen Verhütungsmittel, die Anti-Baby-Pillen, angeschuldigt, die Entstehung eines Kollumkarzinoms zu begünstigen. Bewiesen ist dies keineswegs. Zwar lassen einige Studien diesen Schluß zu, in anderen großangelegten Kontrolluntersuchungen fehlen aber solche Verdachtsmomente. Die Fachleute geben zu bedenken, daß es außerordentlich schwierig ist, die verdächtigten krebsaulösenden Faktoren auseinanderzuhalten und einzeln zu überprüfen: Ist als Hauptursache der schon in jungen Jahren beginnende Geschlechtsverkehr zu sehen? Oder der häufige Partnerwechsel? Oder mangelhafte Hygiene beim Geschlechtsverkehr? Oder liegt es an den hormonellen Verhütungsmitteln? Oder an einer Kombination einiger der genannten Faktoren? Oder stecken überhaupt

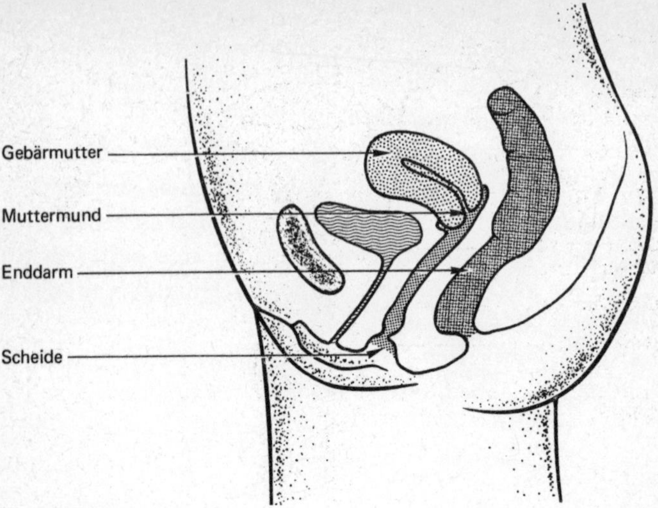

Weibliche Geschlechtsorgane. Zwischen Blase und Enddarm liegt der »Geburtskanal«. Er besteht aus Gebärmutter (Uterus) und Scheide.

bisher noch unbekannte Gründe dahinter? Fragen, deren endgültige Klärung noch aussteht und sicher nicht bald zu erwarten ist. Dazu ist die Problematik viel zu vielschichtig und kompliziert. Alle Hiobsbotschaften, die einen ursächlichen Zusammenhang zwischen »Pille« und »Krebsentstehung« propagieren, sind vom wissenschaftlichen Standpunkt aus nicht stichhaltig. Zur Panik besteht also kein Anlaß, auch nicht zu der chronischen Angst, mit jeder »Pille« dem Krebs näher zu kommen.

Eine Vorsichtsmaßregel sollten jedoch die »Pillen«-Konsumentinnen unbedingt beherzigen: die gynäkologische Kontrolluntersuchung. Hormonpräparate sind keine Nahrungsmittel, die man unbedenklich zu sich nehmen kann, sondern Medikamente, die in den komplizierten Hormonhaushalt der Frauen eingreifen. Nicht jede Frau reagiert gleich dar-

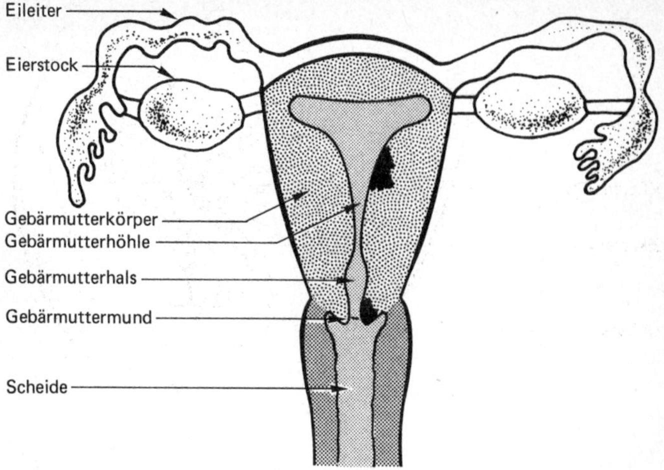

Während bei Frauen unter 45 bevorzugt der Gebärmuttermund und -hals vom Krebs befallen wird, entstehen bei älteren Frauen bösartige Geschwülste vorwiegend in der Gebärmutterhöhle.

auf, nicht jede verträgt sie auch gleich gut. Allein schon deswegen sind Kontrollen erforderlich. Aber auch zur rechtzeitigen Erfassung von unerwünschten »Pillen«-Wirkungen. Die Gynäkologen fordern, daß sich Frauen, die hormonelle Verhütungsmittel verwenden, mindestens einmal im Jahr untersuchen lassen. Das sei die beste Gewähr, möglichst lange »Spaß an der Lust« zu haben, oder nüchterner formuliert, ein weitgehend folgenloses Sexualleben zu führen. Daß tatsächlich ein ursächlicher Zusammenhang zwischen Geschlechtsverkehr und Entstehung des Kollumkarzinoms besteht, glaubt man im wesentlichen aus zwei »extremen« Beobachtungen ableiten zu können: Zum einen wird immer wieder auf die Nonnen verwiesen, bei denen diese Krebsform so gut wie unbekannt sein soll, und zum anderen hat man errechnet, daß Prostituierte viermal so häufig an einem Kollumkarzinom erkranken wie andere Frauen. Ohne auf die Spekulationen näher eingehen zu wollen, ob Veranlagung, »vorzeitiges« Liebesleben, die »Pille«, ein Virus oder alles zusammen für die Auslösung des Kollumkarzinoms verantwortlich sind, läßt sich doch ein Risikofaktor benennen:

Risikofaktor Sexualpraktiken

Den Frauen, die schon sehr früh und dann regelmäßig sexuell aktiv sind und womöglich häufig den Partner wechseln, droht mit größerer Wahrscheinlichkeit ein Kollumkarzinom.

Erlauben Sie mir dazu ein persönliches Wort:

Sie sollten dieses Risiko kennen und ihm vorbeugen. Grundfalsch wäre es, etwa aus Scham oder Angst vor peinlichen Fragen die gynäkologische Vorsorgeuntersuchung zu meiden, in der bequemen und törichten Hoffnung, es wird schon nichts passieren. Hier geht es weder um moralische noch um religiöse Fragen, sondern ausschließlich um Ihre Gesundheit. Das sollten Sie auch Ihrem Arzt sagen, wenn er glaubt, Ihnen eine Moralpredigt halten zu müssen. Es ist nicht Aufgabe des Arztes, in Sachen Moral zu richten oder gar zu strafen –, und sei es auch nur mit ärgerlichen Vorwürfen oder Vorhaltungen. Das Kollumkarzinom ist kein Gottesurteil für lockeren Lebenswandel, sondern eine Krebsform, die sich wie nur wenige andere mit großer Treffsicherheit erkennen und, zumindest im Anfangsstadium, mit außerordentlich großem Erfolg behandeln läßt. Allerdings nur, wenn die Chance der Vorsorgeuntersuchung wahrgenommen wird, und zwar regelmäßig.

Zieht man eine Zwischenbilanz zum Thema Ursachen des Kollumkarzinoms, so läßt sich ein gemeinsamer Nenner finden: äußere Reize spielen eine Hauptrolle, wenn nicht *die* Hauptrolle. Selbst die Strapazen, die der Gebärmutterhals während des Geburtsvorganges durchmacht – er muß sich maximal erweitern, damit das Kind passieren kann –, scheinen sich auf seine Krebsanfälligkeit niederzuschlagen. Nur fünf Prozent der Frauen mit Kollumkarzinom sind kinderlos. Dieser statistisch erwiesene Zusammenhang ist sehr auffällig. Die zweite wichtige Krebsform des Uterus, der Gebärmutterkörperkrebs (Korpuskarzinom) kommt nämlich relativ häufiger bei Frauen vor, die kinderlos geblieben sind. Interessant auch die Beziehung zum Brustkrebs: kinderlose Frauen sind stärker gefährdet.

Alarmzeichen Blutung

Weshalb in unserem »Fall Isolde« Krebsverdacht aufkam, lag aber nicht so sehr an ihrem gefährdeten Alter oder ihrem Intimleben als vielmehr an den Blutungen außerhalb der Regel. Das ist immer ein beunruhigendes Zeichen, dessen Ursache unverzüglich aufgeklärt werden sollte. Sehr häufig findet der Arzt eine Hormonstörung, wie schließlich auch bei Isolde. Es könnte aber auch ein Kollumkarzinom dahinterstecken, und dann gilt es, keine Zeit mehr zu verlieren, denn meistens ist der Krebs in solchen Fällen schon dem Frühstadium entwachsen. Die Situation ist dann schon kritisch, aber keineswegs hoffnungslos. Der Krebs kann durchaus noch auf den Muttermund beschränkt sein, ein Stadium, das Heilung verspricht, wenn die Behandlung nicht verschleppt wird.

Wie kommt es zu diesen krebsbedingten Blutungen außerhalb der Regel?
Grob gesagt: durch Zerfallserscheinungen in der Krebsgeschwulst. Sie werden meistens ausgelöst durch mechanische Reize, sei es durch den Geschlechtsverkehr oder durch eine

Scheidenspülung. Auch nach einer gynäkologischen Untersuchung kann es zu einem blutigen Ausfluß kommen, dann nämlich, wenn die abtastende Hand des Arztes den entarteten Muttermund berührt.

Fassen wir zusammen:
Blutungen oder auch blutiger oder fleischfarbener Ausfluß außerhalb der Monatsregel müssen als Alarmzeichen angesehen und schnellstmöglich abgeklärt werden. Hier wäre jede Verschleppung außerordentlich leichtfertig und gefährlich. Denn Blutungen zeigen kein Frühstadium des Kollumkarzinoms an, sondern ein fortgeschrittenes Wachstum.

Die Krebsvorstufe

So weit braucht es aber nicht zu kommen. Die jährlich durchgeführte Vorsorgeuntersuchung mit Zellabstrich läßt ein Kollumkarzinom schon in der Frühphase erkennen.
Keine Krebsform ist so leicht und zuverlässig im Stadium der Entstehung und ersten Ausbreitung zu erkennen wie das Kollumkarzinom. Die Frauen sind in dieser Beziehung den Männern gegenüber im Vorteil. Deren bösartige Geschwülste der Geschlechtsorgane sind bei weitem nicht so einfach zu erfassen und dann auch zu beseitigen! Das liegt aber nicht in erster Linie an der leicht zugänglichen Lage des Muttermundes, der Grund dafür liegt vielmehr an den Wachstumsgesetzen des Kollumkarzinoms und der geradezu als ideal zu bezeichnenden Diagnosemethode der Zelluntersuchung.
Die intensive Erforschung des Kollumkarzinoms in den letzten Jahrzehnten hat auch der Krebsforschung insgesamt neue Erkenntnisse gebracht. Eine Reihe von liebgewordenen, auch heute noch anzutreffenden Ansichten über das

Krebswachstum stellte sich als oberflächlich und teilweise völlig falsch heraus. So z. B. die Meinung, Krebszellen breiteten sich im Körper wie ein Steppenbrand aus. Diese Betrachtungsweise wird durch Begriffe wie »bösartige Wucherungen«, »Geschwulstwachstum« u. a. suggeriert, und es gibt in der Tat Krebsformen, das sei nicht verschwiegen, die mit rasender Geschwindigkeit wachsen und wie ein Parasit den Körper entkräften. Dies trifft jedoch mit Sicherheit nicht auf das Kollumkarzinom zu. Hier ist das Bild von der »Zeitbombe«, die noch rechtzeitig entschärft werden kann, weitaus zutreffender.

Das Kollumkarzinom entsteht nach heutigem Wissen aus unruhig gewordenen Oberflächenzellen des Muttermunds, möglicherweise aus nur einer aus der Art geschlagenen Zelle, die dann als Stammbaum für die Vermehrung angesehen werden kann. Die Wissenschaftler zögern, diese Zellen schon als Krebszellen im strengen Sinne anzuerkennen, weil ihnen noch eine wesentliche Voraussetzung fehlt: die Fähigkeit, in andere Zellverbände hineinzuwachsen, einzubrechen – es fehlen noch die »Ellbogen«.

Es existiert also eine Art Vorstufe des Kollumkarzinoms, ein Zellnest, das irgendwann außer Rand und Band gerät, bösartig wird. Die Frage ist nur, wann die Zeitbombe explodiert, und hierfür hat man bisher noch keine Gesetzmäßigkeiten finden können. Auch welche Faktoren die Zeitbombe zünden, ist letztlich ungeklärt. Man weiß allerdings, daß diese Krebsvorstufe (die Mediziner sprechen vom Carcinoma in situ) jahre-, ja manchmal jahrzehntelang zahm bleiben kann. Das Zellnest wächst nicht weiter, es schläft gewissermaßen. Verlaufsbeobachtungen haben gezeigt, daß durchschnittlich acht bis zehn Jahre vergehen können, ehe die »unruhigen« Zellen ausbrechen und ihr Zerstörungswerk beginnen. Von diesem Vorstadium merken die Frauen nichts. Es verrät sich weder durch Schmerzen noch durch Blutungen. Es kann aber trotzdem rechtzeitig erkannt werden, und zwar bei der schon wiederholt dringend ans Herz gelegten Vorsorgeuntersuchung.

Vorsorgeuntersuchung: Eine Chance, die häufig vertan wird

Die Vorsorgeuntersuchung ist, um es vorwegzunehmen, keineswegs an großen medizinischen Aufwand gebunden, die Frauen werden keinen Strahlen ausgesetzt, und auch Schmerzen treten nur selten auf. Was Frauen immer noch zurückschrecken läßt, ist »der Gang zum gynäkologischen Stuhl«, der vielen offenbar ein wenig wie ein elektrischer Stuhl vorkommt. Sie fühlen sich unwohl, ausgeliefert oder auch zur Schau gestellt. Typisch dafür Isoldes Reaktion, als ihre Freundinnen sie drängen, sich untersuchen zu lassen: »Davor habe ich einen richtigen Horror. Wenn man da so hilflos liegt, auf diesem entsetzlichen Stuhl ... So richtig ausgeliefert.«

Das Kardinalproblem aber ist die Angst vor der Krebsdiagnose. Immer noch sehen viele Frauen (und natürlich auch Männer) die Krebskrankheit als Fügung des Schicksals, als Strafe einer höheren Macht, der man nicht entrinnen kann. Darüber spricht man nicht, das muß man hinnehmen, aushalten, durchstehen. Die Schweizer Krebsliga hat diese so weit verbreitete Einstellung, an der die Vorsorgemediziner verzweifeln, treffend beschrieben: »Krebs fängt damit an, daß man darüber schweigt.«

Vor soviel Glauben an Vorherbestimmung und soviel Schicksalsergebenheit möchte man kapitulieren. Die trotz aller Aufrufe bisher bescheidenen Teilnahmequoten an den Vorsorgeuntersuchungen sind nicht ermutigend. Doch mehr als alle theoretischen Abhandlungen über den Sinn dieser Untersuchungen bewirkt erfahrungsgemäß das Beispiel der vielen Frauen, die dank ihres Vertrauens zur Krebsvorsorge von ihrer Geschwulst rechtzeitig befreit werden konnten und als geheilt entlassen wurden. Ihr dringender Ratschlag: Nutzen Sie die Chance der Vorsorgeuntersuchung, es könnte auch Ihr Leben auf dem Spiel stehen.

Nun, wie geht eine *gynäkologische Untersuchung* vor sich? Auf welche Formalitäten und Vorbedingungen ist zu achten? *Frauen ab 30* bekommen von ihrer gesetzlichen Krankenkasse im allgemeien automatisch einen Berechtigungsschein »zur Krebsfrüherkennung« ins Haus geschickt. Damit können Sie zu Ihrem Hausarzt, sprich praktischen Arzt oder Allgemeinarzt, gehen, sofern er diese Vorsorgeleistung erbringen kann, oder zum Gynäkologen. Sollte sich die Suche nach einem Arzt, der im engeren Wohnbezirk diese Untersuchung durchführt, schwierig gestalten, kann man sich an den zuständigen ärztlichen Kreisverband oder direkt an die Landesärztekammer wenden, die in solchen Fällen gern weiterhelfen; so wird jedenfalls versichert. Vermutlich kann aber auch Ihre Krankenkasse Hilfestellung leisten.

Die untere Altersgrenze von 30 für die gesetzliche Vorsorgeuntersuchung ist nicht starr fixiert. Auf Anforderung geben die meisten Kassen solche Vorsorgescheine auch an jüngere Frauen ab, ohne dafür lange Erklärungen zu verlangen. Vor allem die bereits erwähnten risikobelasteten Frauen sollten schon möglichst früh davon Gebrauch machen.

Worauf zu achten ist: Ca. 24 Stunden vor der Untersuchung sollten keine Medikamente mehr in die Scheide eingeführt und keine Scheidenspülung mehr durchgeführt werden. Das könnte nämlich die Zelluntersuchung beeinträchtigen.

Dann ist es soweit. Mit Schein, gemischten Gefühlen und ein wenig Sitzfleisch (denn ganz ohne Wartezeiten geht es wohl nicht) betreten Sie die Praxis. Nachdem Sie auf dem

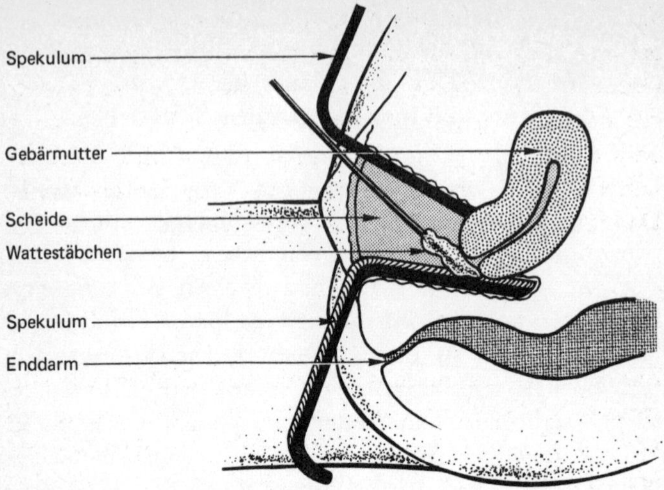

Abstrich vom Gebärmuttermund und -hals. Die Scheide wird mit einem Instrument, dem Spekulum, eröffnet. Dann streicht der Arzt mit einem Wattestäbchen über den sichtbaren Teil der Gebärmutter, einmal über den Gebärmuttermund, dann über den -hals. An der Watte bleiben dabei Zellen hängen, die auf Krebszellen untersucht werden. Eine kurze und schmerzlose Untersuchung.

Untersuchungsstuhl Platz genommen haben (es sich bequem gemacht haben, wäre wohl zu wohlwollend formuliert), öffnet der Arzt mit einem Instrument die Scheide, bis er freien Blick auf den Muttermund hat. Diese Prozedur ist meistens völlig schmerzlos, wird von den Frauen höchstens als mißlich oder unangenehm empfunden. Dann führt der Arzt ein Wattestäbchen zum Muttermund, streicht damit über zwei ausgewählte Bezirke und trägt die so gewonnenen, abgeschilferten Zellen auf Glasscheibchen (Objektträger) auf. Diese Zellprobe geht dann, nachdem sie sorgfältig fixiert wurde, zur sogenannten *zytologischen Diagnostik*. In der Untersuchung schließt sich dann normalerweise die Austastung der Genitalorgane an, bei der Lage, Größe und eventuelle Veränderungen des Uterus und Eierstocks geprüft werden. Den Abschluß bildet dann noch die Inspektion der Brüste. Der Arzt tastet nach Knoten sowohl im Busengewebe als auch in der Achselhöhle – die Vorsorgeuntersuchung gegen den Brustkrebs. Damit ist der »technische« Part abgeschlossen.

Das ärztliche Gespräch

Zur Vorsorgeuntersuchung gehört auch das ärztliche Gespräch – Gelegenheit, das Herz auszuschütten, vertrauensvoll zu schildern, wo der Schuh drückt, gleichgültig, ob seelische Nöte oder körperliche Beschwerden »drücken«. Oft fühlen Frauen, bei denen später Krebs entdeckt wird, einen Knick in ihrer Lebenslinie, ohne dies genau beschreiben zu können. Sie spüren, daß sich in ihrem Alltag etwas verändert hat. In unserem Fall Isolde ist es plötzliche Gereiztheit und Erschöpfung. Ihren Freundinnen gestand sie: »Ich fühl' mich eben schlapp. Bin froh, wenn der Arbeitstag rum ist. Und zu Hause kann ich mich auch zu nichts aufraffen. Ausschauen tut meine Wohnung wie eine Räuberhöhle. Ich mußte mir einen gewaltigen Stoß geben, um heute hierherzukommen.« Andere Frauen schildern einen Leistungsknick, der ihnen völlig unbegreiflich ist. Schon nach kurzen Anstrengungen sind sie schlapp, lustlos, »antriebsgehemmt«, fühlen sich wie gerädert, müssen eine Pause einlegen. So, als wären sie 30 Jahre älter.

Der siebte Sinn des Hausarztes

Natürlich kann sich hinter solchen Befindensstörungen eine schier endlose Reihe von Krankheiten verbergen, von Depressionen über Hormonstörungen – die Wurzel des Übels bei Isolde – bis eben hin zum Krebs. Es kann sich aber auch lediglich um ein vorübergehendes Formtief handeln, eine harmlose Reaktion auf berufliche oder private Enttäuschungen. Das herauszufinden, ist außerordentlich schwierig, manchmal gar unmöglich. Am besten gelingt dies noch dem Hausarzt, der seine Patienten schon lange kennt, ihre Probleme nachempfinden kann und ungewöhnliche Entwicklungen bemerkt, »riecht«. Ärzte, die ihre Patienten jahrzehntelang betreuen und ihren Lebensweg miterleben, werden hellhörig, wenn sich Verhaltensänderungen abzeichnen. Sie wissen, daß Krebs keine Organerkrankung ist wie Kurzsichtigkeit oder Schwerhörigkeit. Krebs ist tiefgreifender, erfaßt das ganze »System Mensch«. Und nur wer das berücksichtigt, schöpft alle Chancen gegen diese Krankheit aus. Bedauerlich genug, daß es immer weniger echte Hausärzte gibt, obwohl die Zahl der Mediziner ständig zunimmt. Mit rein »technischen« Krebstests allein – so wichtig sie auch sind – ist es nicht getan, es bedarf noch einer zusätzlichen ärztlichen Leistung, einer »Sprech«-Stunde, um erfolgreiche Krebsbekämpfung zu betreiben.

Der Zellabstrich führt weiter

Aber kehren wir zurück zu unserer gynäkologischen Vorsorgeuntersuchung. Der *Zellabstrich* vom Muttermund ist gemacht, die Tastuntersuchung erbrachte nichts Beunruhigendes. Das Ergebnis der Zelluntersuchung wird erst nach einigen Tagen bekannt. Die Zytologen, wie die Zellspezialisten heißen, können aus den Zellen des Abstrichs wichtige Informationen herauslesen, ob beispielsweise »nur« eine Entzündung vorliegt oder der Verdacht auf ein Kollumkarzinom besteht. Es kommt natürlich auch vor, daß ein Befund unklar ist, daß zwar Indizien für »unruhige« Zellen gefunden werden, diese aber nicht ausreichen, um den Karzinom-Verdacht auszusprechen. In solchen Fällen bleibt nichts anderes übrig, als den Abstrich zu wiederholen.

Was die Treffsicherheit der Zytodiagnostik betrifft, so wird sie übrigens durch keinen anderen »Krebstest« übertroffen: sie wird mit fast 100 Prozent angegeben.

Die meisten Frauen können sich nach der Vorsorgeuntersuchung freuen, denn der Bescheid wird negativ ausfallen, d. h., es besteht kein Anhaltspunkt für ein Krebswachstum im Bereich des Muttermundes. Diese Nachricht sollte freilich auch nicht überbewertet werden. Die Vorsorgeuntersuchung kann nicht mehr und nicht weniger als eine Momentaufnahme sein. Liegt bereits eine Krebsvorstufe (Carcinoma in situ) oder ein beginnendes Kollumkarzinom vor, so wird es mit großer Wahrscheinlichkeit aufgedeckt. Aber natürlich läßt sich nicht ausschließen, daß zwei, sieben oder elf Monate danach etwas passiert. Also keine falsche Sicherheit! *Ein* Befund kann kein Garantieschein für eine krebsfreie Zukunft sein. Nur regelmäßige Kontrollen – die Experten plädieren für jährliche – rechtfertigen in dieser Hinsicht ein gutes Gewissen.

Den Wert dieser Vorsorge haben inzwischen mehrere Reihenuntersuchungen belegt. Eindrucksvoll die Ergebnisse an 225 000 Frauen: Die Erstuntersuchung erbrachte noch eine Carcinoma-in-situ-Häufigkeit von 4,1 vom Tausend. In der Zweituntersuchung 1 bis 3 Jahre danach sank diese Quote auf 2,3 vom Tausend. Noch stärker verminderte sich aber die Frequenz der beginnenden Kollumkarzinome (des invasiven Karzinoms), nämlich von zunächst 3,4 auf 0,3 vom Tausend (zitiert nach Soost).

Der Verdacht hat sich bestätigt

Wie geht es nun weiter, wenn der Zellbefund positiv ausgefallen ist und Verdacht auf Kollumkarzinom oder seine Vorstufe besteht?

Zunächst versuchen die Ärzte, eine möglichst präzise Auskunft über Beschaffenheit und Ausdehnungsgrad der verdächtigen Stelle zu erhalten, und zwar möglichst rasch. Das gelingt mit der *feingeweblichen Untersuchung*. Dazu müssen Gewebeproben entnommen werden – in einem kleinen operativen Eingriff. Durchgesetzt hat sich inzwischen die Methode der Konisation. Dabei entnimmt der Gynäkologe aus dem Muttermund ein etwa kegelförmiges Gewebsstück, in dem der verdächtige Bezirk vollständig enthalten sein soll. Zur weiteren »Aufarbeitung« geht dieser Kegel zum Pathologen, dem Fachmann, der die Gewebszusammensetzung und einzelne Zellverbände nach ihrem »Entartungsgrad« beurteilen kann. Er bestätigt oder verwirft die Verdachtsdiagnose, er bestimmt mit seiner Diagnose auch das weitere Vorgehen ganz entscheidend. Findet er z. B., daß ein besonders aggressives Karzinom vorliegt, das nicht mehr auf den Muttermund begrenzt ist, wird der Gynäkologe nicht lange mit dem Einsatz aller ihm zu Gebote stehenden Behandlungsmöglichkeiten zögern. Die Behandlung richtet sich nach den individuellen Gegebenheiten, keineswegs nach einer 08/15-Methode. Daß es *die* Krebskrankheit, die alle gleichermaßen heimsucht und nach immer den gleichen Gesetzmäßigkeiten verläuft, nicht gibt, weiß man schon lange. Jüngeren Datums ist die Erkenntnis, daß auch einzelne Krebsformen, z. B. das Kollumkarzinom, durchaus nicht eine einheitliche, immer gleichförmige Entwicklung nehmen. Überspitzt ausgedrückt: Jede Krebskrankheit ist anders. Das Wie und Warum ist nach heutigem Wissensstand, wenn überhaupt, nur sehr oberflächlich und spekulativ zu beantworten. Es gibt ganze

Berge von Fachliteratur über angebliche Faktoren, die krebsauslösend oder verlaufsbestimmend sein sollen, angefangen von der psychischen Situation des Patienten über seine Abwehrkräfte bis hin zu Ernährungsgewohnheiten, Umweltgiften und Viren.
Nun kann man sich in etwa ausmalen, welche verantwortungsvolle und zuweilen auch außerordentlich schwierige Aufgabe dem Pathologen in der Krebsbekämpfung zufällt. Dies ist weithin, auch bei Ärzten, unbekannt. Es herrscht im allgemeinen die Meinung: Pathologen kommen erst zum Zuge, wenn die Patienten gestorben sind.

Die Krebszellen werden charakterisiert – Behandlungsstrategien

Als Grundlage moderner Krebstherapie gilt die möglichst genaue Charakterisierung des Krebses nach Wachstumseigenschaften (ob langsam oder aggressiv) und Ausbreitungsgrad (ob schon benachbarte Lymphknoten befallen sind oder sogar schon Tochtergeschwülste, Metastasen, vorliegen). Diese Kennzeichnung der Geschwülste, und das trifft für alle Krebsformen zu, ist eine Entscheidungsrichtlinie, ein Wegweiser für den Behandlungsplan. Die Krebsspezialisten bringen die individuellen Wachstumsbesonderheiten, soweit heute möglich, auf eine Formel. Ähnliche Krankheitsverläufe können so verglichen und schließlich – dies ist für die Patienten wohl das Entscheidende – die erfolgreichsten Behandlungsmethoden herausgefunden werden.
Wie bereits kurz angedeutet, steht am Anfang der Therapiemaßnahmen gegen das Kollumkarzinom die Gewebsentnahme (Konisation). Nicht nur, weil damit die biologischen Eigenschaften und die Ausbreitung der Geschwulst aufgedeckt werden können, sondern auch weil durchaus die

Chance besteht, mit der Entfernung des verdächtigen Bezirks am Muttermund gleich das ganze Krebsnest auszuräumen. Das mag manchem wie ein Wunschtraum vorkommen, wie ein Luftschloß, das die Werbefachleute aufgebaut haben, um die Attraktivität der Krebsvorsorge zu steigern. Aber auch wenn es schwerfallen sollte, es zu glauben: Es stimmt, es kommt sogar relativ häufig vor, daß dieser Eingriff die Frauen von der Krebsvorstufe oder aber – seltener – von einem gerade beginnenden Kollumkarzinom befreit. Und *wie* befreit sich diese Patientinnen dann fühlen! Für viele ist ein solches Erlebnis Anstoß, über ihr bisheriges Leben nachzudenken, vor allem aber über ihre Gesundheit und die Möglichkeiten, sie zu erhalten – Themen, die erfahrungsgemäß nicht besonders interessieren, solange man sich im Vollbesitz seiner Kräfte wähnt.

Die Gewebeentnahme hinterläßt keinen störenden Defekt. Der entstandene Trichter im Muttermund führt weder zu Schmerzen noch wird dadurch der Geschlechtsverkehr beeinträchtigt.

Auch für diese Frauen, die noch rechtzeitig ein Karzinom losgeworden sind, gilt der Appell, jährlich zur Vorsorgeuntersuchung zu gehen. Ja, man muß sogar sagen: Für sie ist diese Kontrolle besonders wichtig. Denn man weiß inzwischen, daß auf dem verbliebenen Muttermund nochmals ein Kollumkarzinom entstehen kann. Die Wahrscheinlichkeit ist sogar größer als bei anderen Frauen. Um dieses Risiko auszuschalten, raten viele Gynäkologen Frauen ab dem 40. Lebensjahr, sich den gesamten Uterus entfernen zu lassen. Damit können zwei Gefahrenmomente auf einmal beseitigt werden: einmal die Gefahr, ein weiteres Kollumkarzinom zu bekommen, und zum anderen wird dadurch der anderen häufigen Krebsform des Uterus vorgebeugt: dem Korpuskarzinom, auf das wir noch ausführlich zu sprechen kommen. Der biologische Preis für diese »Vorsorge-Operation«: Unfruchtbarkeit. Denn ohne

Gebärmutter keine Schwangerschaft. Dieses Opfer bringen freilich die meisten Frauen über 40 gern. Nicht vertuscht werden soll das Operationsrisiko, das zwar minimal ist – ein Routineeingriff, gleichsam das »tägliche Brot« der Gynäkologen –, aber natürlich einkalkuliert werden muß. Bei der Nutzen/Gefahren-Abwägung allerdings fällt es kaum ins Gewicht.

Stadium-abhängige Heilchancen

Sowohl Behandlungsverfahren als auch Heilungschancen hängen von Ausbreitungsgrad und -tendenz des Kollumkarzinoms ab, vom jeweiligen Stadium.

- Als Stadium 0 sehen die Mediziner die Vorstufe, das Carcinoma in situ, an. Diese Gruppe wird in die Heilungsstatistik gar nicht aufgenommen, denn es ist zu beseitigen mit Stumpf und Stiel.
- Stadium I setzt voraus, daß die Krebszellen noch nicht aus dem Bereich des Gebärmutterhalses ausgebrochen sind. Die Heilungsaussichten hierfür werden zwischen 85 und 95 Prozent angegeben.
- Beim Stadium II hat die Besiedlung der näheren Umgebung mit Krebszellen schon begonnen, sie sind aber noch nicht bis zur Beckenwand vorgedrungen. Die häufigste Marschrichtung der Krebszellen: das Scheidengewölbe, von dort aus die dichten Bindegewebsstränge rund um die Organe des kleinen Beckens. Selbst in solchen Fällen liegt die Heilungsquote noch über 50 Prozent.
- Im Stadium III, wobei schon die Beckenwand erreicht wurde, schaffen die modernen Therapiemethoden noch Heilungsziffern von 30 bis 35 Prozent, einige Kliniken geben sogar noch bessere Ergebnisse zu Protokoll.

– Wenn schon Organe außerhalb des kleinen Beckens befallen sind (Fernmetastasen), liegt das Stadium IV vor, in dem nur noch geringe Heilchancen bestehen. Die fortgeschrittenen Formen des Kollumkarzinoms bedürfen selbstverständlich einer intensiven Behandlung und Nachsorge. Vielfach werden diese Patientinnen zur Erholung und Festigung in Sanatorien überwiesen, wo sie monatelang betreut werden. Diese Nachsorgepolitik wird sich in den nächsten Jahren – so hoffen die Experten – ändern: Nur so lange wie unbedingt nötig stationäre Behandlung, dann ambulante Weiterversorgung am Heimatort, heißt ihre Forderung. Nachsorge bedeutet hier gleichzeitig Vorsorge vor einem weiteren Krebswachstum; das bedeutet wiederum regelmäßige Kontrollen, um neue Wachstumsschübe so frühzeitig wie möglich erkennen und behandeln zu können.

Zusammenfassung Kollumkarzinom

Fassen wir die wichtigsten Vorsorgeratschläge zusammen:

Besonders gefährdet sind Frauen *zwischen dem 40. und 50. Lebensjahr.* In dieser Altersgruppe treten nämlich die häufigsten Kollumkarzinome auf. Es muß aber nicht dazu kommen, wenn die Frauen schon *ab dem 30. Lebensjahr* mindestens jährlich zur *gynäkologischen Vorsorgeuntersuchung* gehen, denn es besteht die große Chance, diese Krebsform in einer Vorstufe aufzudecken und zu beseitigen. Das Carcinoma in situ, wie dieses Vorstadium genannt wird, ist nämlich schon 10 bis 15 Jahre früher anzutreffen. Man kann sich dieses Carcinoma in situ als eine Art Zeitbombe vorstellen, die irgendwann – der Zeitpunkt kann leider nicht bestimmt werden – zündet und zum fortschreitenden Krebswachstum führt. Ein kleiner operativer Eingriff, die Konisation, genügt, um die Frauen von dieser Zeitbombe zu befreien.

Als *Risikogruppe* werden auch Frauen angesehen, die schon frühzeitig mit dem Sexualverkehr begonnen und den Partner häufig gewechselt haben. Statistiken weisen aus, daß bei ihnen das Kollumkarzinom früher und häufiger auftritt als bei anderen Frauen. Die Konsequenz: *Spätestens mit 30 Jahren*, aber besser schon *ab dem 25. Lebensjahr* zur Vorsorgeuntersuchung. Obwohl der gesetzliche Anspruch auf eine gynäkologische Vorsorgeuntersuchung erst ab dem 30. Lebensjahr besteht, geben die meisten Krankenkassen den Berechtigungsschein auch schon früher ab – allerdings auf Anfrage. Andererseits kann der Arzt – das ist kaum bekannt – einen Zellabstrich auf Krankenschein durchführen, wenn er es für angebracht hält. Wer will und glaubt, zur Risikogruppe zu zählen, kann also in den Genuß der Vorsorgeuntersuchung kommen, auch wenn das 30. Lebensjahr noch nicht erreicht ist. Jede Frau hat eine reelle Chance.

Ein letzter Hinweis: Frauen, die hormonelle Verhütungsmittel, »die Pille«, verwenden, sollten mindestens einmal im Jahr zur gynäkologischen Kontrolle, in die zweckmäßigerweise die Vorsorgeuntersuchung miteingebaut wird. Nicht etwa, weil sie ein besonders hohes Krebsrisiko tragen – das ist keinesfalls bewiesen –, sondern weil es notwendig ist, nach anderen unerwünschten Wirkungen der »Pille« zu fahnden.

Korpuskarzinom

Wachsende Bedeutung erlangt die bisher zweithäufigste Krebsform des Uterus, der Gebärmutterkörperkrebs, oder wie die Mediziner sagen, das Korpuskarzinom. Es nimmt eindeutig zu. Wurde die Häufigkeitsrelation zwischen Korpus- und Kollumkarzinom noch vor nur wenigen Jahrzehnten mit 1:10 angegeben, hat sie sich heute auf 1:3 verschoben, und einige Spezialisten sprechen bereits von 1:2. Inzwischen steht das Korpuskarzinom in der Rangfolge der Krebserkrankungen der Frauen an Platz 3. Der Hauptgrund für diese Entwicklung wird in der zunehmenden Lebenserwartung der Frauen gesehen. Mit anderen Worten: Viele Frauen »erleben« ihr Korpuskarzinom noch, dessen Häufigkeitsgipfel *nahe der 60er Jahre* liegt. Im Gegensatz zum Kollumkarzinom beginnt das Korpuskarzinom am Ende der Wechseljahre, beim Übergang in die sog. Menopause, zu wachsen, in der Lebensphase also, in der die Monatsblutungen unregelmäßig werden und allmählich ganz ausbleiben. Und das ist das Heimtückische an dieser Krebsform: Ihr Erkennungsmerkmal »Blutungen« tritt zu einer Zeit auf, in der unregelmäßige Blutungen eigentlich »normal« sind.

Der Boden, auf dem das Korpuskarzinom gedeiht, ist die Schleimhaut der Gebärmutterhöhle, jener »Mutterboden«, auf dem auch der Embryo sich entwickelt. Diese Schleimhaut zeichnet sich durch besondere Aktivität aus: Sie ist bei der fortpflanzungsfähigen Frau einem ständigen Auf-, Um- und Abbau unterworfen, ein permanenter Umschlagplatz, der die Idealbedingungen für die Einnistung des befruchteten Eies schafft – Monat für Monat, Jahr für Jahr, etwa vom 14. bis zum 50. Lebensjahr und unabhängig davon, ob Geschlechtsverkehr stattfindet oder nicht. Eine Automatie, die durch höchst komplizierte und hier nur unvollständig und überzeichnet dargestellte Steuervorgänge aufrechterhalten wird. Als Signale für die Umbauprozesse dienen Hormone, die ihrerseits wieder von übergeordneten »Befehlszentralen« gelenkt werden.

Zwei dieser Signalsubstanzen wollen wir näher betrachten. Einmal das *Östrogen,* das unter anderem für den Aufbau der Uterusschleimhaut verantwortlich ist, und zum anderen das *Progesteron,* das schließlich den Umbau übernimmt, »das Bett für das befruchtete Ei bereitet«. Bleibt die Befruchtung aus, versiegt die Progesteron-Produktion, und es kommt zum Abstoßen der Schleimhaut. Das sichtbare Zeichen dafür: die Monatsblutung. In den Wechseljahren endet dieses zyklische Geschehen, die Schleimhaut verkümmert. Vor allem das Progesteron fällt aus und damit der Impuls zur Erneuerung der Schleimhaut. Dagegen bildet der Organismus auch im Klimakterium noch Östrogen, wenn auch weitaus weniger. Und hierin sehen die Mediziner einen entscheidenden Entstehungsfaktor für das Korpuskarzinom: Die ständige Wachstumsstimulation der Uterusschleimhaut durch das Östrogen und das Fehlen des »Gegenspielers« *Gestagen* lassen einzelne Schleimhautzellen entgleisen. Eine »Karzinombereitschaft« – wie die vermutete Veranlagung zum Krebs umschrieben wird – begünstigt noch das Unglück.

Dies in groben Zügen und außerordentlich lückenhaft die gängige Erklärung der Entstehung des Korpuskarzinoms, eine Deutung, die teilweise auch für den Brustkrebs zutreffen soll, zumindest was die Östrogeneinwirkung anbelangt. Als *Risikogruppe* können demnach Frauen *zwischen dem 50. und 65. Lebensjahr* angesehen werden, was natürlich nicht heißt, daß sich das Korpuskarzinom an diese statistische Eingrenzung hält. Es kann auch früher oder später auftreten, allerdings sind solche Fälle selten. Ist aus der Familiengeschichte bekannt, daß eine nähere Verwandte einen Gebärmutterkrebs bekommen hat, sollte dies dem Arzt nicht verheimlicht werden. Ein erhöhtes Risiko haben, wie schon angedeutet, kinderlose Frauen und Frauen mit einem sog. Uterus myomatosus.

Was sind und wie kommt es zu *Myomen* in der Gebärmutter? An sich gutartig, wachsen Myome (übersetzt: Muskelgeschwülste) in der Muskelschicht des Uterus und bleiben oftmals »stumm«. Viele Frauen haben Myome, ohne etwas davon zu merken. Als Ursachen für diese Geschwülste werden verschiedene Faktoren diskutiert. Sehr populär ist der Ausspruch des Gynäkologen Sellheim geworden: »Der Uterus schießt ins Kraut, anstatt Früchte zu tragen.« Er sah in den Myomen einen Ausdruck freigewordener Wachstumsenergie, die normalerweise einer Schwangerschaft vorbehalten ist. Dieser Erklärungsversuch ist durchaus plausibel, entbehrt jedoch bisher einer wissenschaftlichen Untermauerung. Eine Hauptrolle scheinen auch hierbei wieder die Östrogene zu spielen. Haben sie im Wechselspiel der Geschlechtshormone ein relatives Übergewicht erreicht, so bringen sie, überspitzt formuliert, die Myome zum Blühen. Dafür spricht auch, daß ihr Wachstum durch konträr wirkende Hormone, beispielsweise männliche Geschlechtshormone (*Androgene*), gehemmt werden kann.
Die Myome machen sich auf die unterschiedlichste Weise bemerkbar. Nur 15 bis 20 Prozent der Frauen mit Uterusmyom bleiben von Symptomen verschont. Die Mehrzahl bekommt sie zu spüren, entweder durch Blutungen, Unterleibsschmerzen oder Allgemeinstörungen. Und zwei von hundert Myombelasteten entwickeln laut Statistik ein Korpuskarzinom.

Fahndungsmethoden

Eine Vorsorgeuntersuchung, wie wir sie für das Kollumkarzinom beschrieben haben, ist beim Korpuskarzinom leider nicht möglich, und zwar hauptsächlich aus anatomischen Gründen. Die schleimhautausgekleidete Gebärmutterhöhle, in der das Korpuskarzinom wächst, wird vom Gebärmutterhals abgeschirmt. Erst wenn der Hals mit Instrumenten aufgedehnt wird, ist die Schleimhaut zugänglich. Das verhindert bisher eine so simple Früherkennung wie beim Kollumkarzinom.

Das heißt aber nicht, daß die Frauen dieser Krebsform hilflos ausgeliefert wären. Vielmehr sind fast ebenso gute Heilergebnisse zu erzielen wie beim Kollumkarzinom, wenn das Alarmsymptom »Blutungen zur Unzeit« von den Frauen ernstgenommen wird.

Um sich Gewißheit zu verschaffen, was hinter einer solchen Blutung steckt, führen die Gynäkologen eine *Ausschabung* (Abrasio) durch. Natürlich unter einer Allgemeinnarkose. Das Prinzip: Die Gynäkologen ahmen künstlich eine Monatsblutung nach: die Uterusschleimhaut wird mit Hilfe eines scharfkantigen Instruments abgelöst, ausgeschabt, sorgfältig gesammelt und haltbar gemacht. Sie gehen dabei »in Etappen« vor, kratzen erst die Schleimhaut am unteren Uterusteil, im Bereich des Gebärmutterhalses aus, dann die Schleimhaut in der Gebärmutterhöhle. Die gewonnenen Schleimhautstreifen werden getrennt aufbewahrt und dann vom Pathologen untersucht. Auf diese Weise ist schon eine grobe Lagebestimmung von Uteruskarzinomen möglich. Ein kleiner Prozentsatz von Gebärmutterkrebsen versteckt sich nämlich im Gebärmutterhals, wo sie dem Zellabstrich bei der gynäkologischen Vorsorgeuntersuchung entgehen können. Der Ausschabung entkommen sie aber nicht. Die feingewebliche Untersuchung der Schleimhautproben bringt es mit großer Sicherheit an den Tag, ob bereits ein Karzinom zur Blutung geführt hat oder eine Karzinomvorstufe, die auch beim Korpuskarzinom existiert, oder ob eine harmlose Schleimhaut vorliegt. Vor allem im Korpusbereich wachsen häufig Polypen, gutartige, fingerförmige Schleimhautausstülpungen, welche ebenfalls die Ursache für Zwischen-

blutungen sein können. Bei der Ausschabung werden sie mit entfernt.
Wird der Pathologe »fündig«, stößt er auf entartetes Gewebe, so darf die Therapie nicht mehr lange hinausgeschoben werden. In den meisten Kliniken sieht man die Entfernung der Gebärmutter mit benachbartem Gewebe als die beste Methode an. Dabei kommt es immer wieder vor, daß sich in dem entfernten Uterus kein Karzinom mehr finden läßt. Dann handelt es sich keineswegs um einen »Kunstfehler«, sondern um einen allerdings seltenen Glücksfall: Bei der Ausschabung wurde bereits das ganze, noch oberflächliche und in die Gebärmutterhöhle gerichtete Karzinom entfernt. Der Pathologe konnte dies nicht erkennen, weil er nur Gewebestreifen, genauer: -fetzen angeliefert bekommt und kein kompaktes Organstück wie beispielsweise den Gewebekegel nach einer Konisation des Gebärmutterhalses.
Die Heilchancen sind am größten, wenn die »Uterus-Schranke« noch nicht durchbrochen wurde, also noch ein lokales Ereignis in der Schleimhaut vorliegt oder lediglich die anschließende Uterusmuskulatur erfaßt wurde. Auch hier ist wieder zu berücksichtigen, daß die Korpuskrebse einen unterschiedlichen »Aggressivitäts«-Grad aufweisen, mehr oder weniger bösartig sein können. Je früher sie aufgespürt werden, desto besser die Behandlungserfolge.

Günstige Therapiechancen in den Anfangsstadien

Es hat sich eingebürgert, in den internationalen Statistiken von Fünfjahresheilungen zu sprechen. Das heißt: Fünf Jahre lang nach der Operation zeigen sich keine Anzeichen für ein weiteres Krebswachstum: Erst *nach* diesem Zeitraum kann man annehmen, daß der Krebs besiegt ist.
Die besten Aussichten auf Heilung haben Frauen mit einem »zahmen« Krebs, der noch vor dem Einwachsen in die

Uterusmuskulatur zur Strecke gebracht wurde. Die Heilchancen sind praktisch 100 Prozent. Auf eine zusätzliche Strahlenbehandlung wird dabei meistens verzichtet.
Findet der Pathologe in der Uterusmuskulatur einige entartete Zellnester, empfehlen die Gynäkologen den Patientinnen in der Regel nach der Operation noch eine *Strahlenkur* – aus Sicherheitsgründen. Das ist bestimmt keine besonders angenehme Nachbehandlung, sollte aber im Interesse des gewünschten Erfolges nicht verweigert werden. Denn die radioaktive Strahlung, die hier eingesetzt wird, kann noch Krebszellen abtöten, die dem operativen Eingriff eventuell entgangen sind.

Wichtig und oft vernachlässigt: die „psychische Führung" des Kranken

Die Behandlung des Korpuskarzinoms orientiert sich – dies trifft auf alle Karzinome zu – an Ausbreitungsgrad und biologischer Bösartigkeit. Die Skala der Behandlungsmethoden reicht dabei von der Radikaloperation über Radium- oder Kobaltbestrahlung bis hin zu Medikamenten, die das Wachstum der Krebszellen stoppen sollen. Immer wird der Arzt mit den Patientinnen die Therapieplanung durchsprechen müssen. Denn ohne ihr Einverständnis sind ihm die Hände gebunden. Je eingreifender ein Therapieverfahren, um so intensiver muß auch die Betreuung, die Fürsorge sein. Gerade in solchen Situationen brauchen die Patientinnen Zuwendung, um mit ihren Ängsten besser fertig zu werden. »Psychische Führung« heißt dafür ein modernes, allzu hochtrabendes Schlagwort, eigentlich eine Selbstverständlichkeit. Wer freilich einmal die Einsamkeit eines Strahlenbunkers miterlebt hat, die Konfrontation und Isolation mit der Medizintechnik, der weiß, wie berechtigt der Ruf nach menschlichem Beistand ist. Nicht nur der behandelnde Arzt

oder der Krankenhauspfarrer sind hier aufgerufen, sondern auch die Angehörigen und Freunde. Sie sollten sich nicht verleugnen lassen, sich nicht davonstehlen oder nur Blumen schicken, sondern mithelfen, daß die Behandlung auch psychisch gut durchgestanden wird. Das kann nämlich kein Medikament, das schaffen nur Vertrauen, menschliche Wärme, Zuwendung und nicht zuletzt Trost und Aufmunterung. Diese Menschenpflicht (man kann auch sagen »Nächstenliebe«) wird allzu häufig vergessen, ans Krankenhaus »abgeschoben« oder viel zu leicht genommen. Eine Binsenweisheit, die sehr häufig vergessen wird: Der Behandlungserfolg bei vielen Leiden, vor allem aber bei Krebserkrankungen, hängt immer auch vom Gesundungswillen, von der aktiven Mitarbeit des Patienten an der Therapie, ab; ein Heilfaktor, der nicht per Rezept verordnet, sondern von der Familie, vom Ehepartner oder von Freunden wesentlich gefördert werden kann.
Meine Meinung: Es gibt sicher »seelenlose« Krankenhäuser, in denen die Medizintechnik überbewertet wird, bedrückender aber noch sind die Indizien für eine seelenlos gewordene Gesellschaft, die Kranke abschiebt ins Hospital oder Sanatorium, wo sie mit Ärzten, die wenig Zeit haben, Medikamenten, die ihnen Beschwerden machen, und Apparaturen, die ihnen Angst einflößen, allein gelassen werden. Es gibt das zynische Wort von der »Wegwerfgesellschaft«. Man sollte richtiger vom »Wegwerfmenschen« sprechen.

Zusammenfassung Korpuskarzinom

Das Leitsymptom für die zweithäufigste Form des Uteruskrebses, das Korpuskarzinom, ist »die Blutung zur Unzeit«: außerhalb der Monatsregel oder – noch wichtiger – im Klimakterium. Die Frauen haben es meist selbst in der Hand: Ungewöhnliche Blutungen oder blutiger Ausfluß

sollten sie veranlassen, möglichst rasch einen Gynäkologen aufzusuchen. Er kann die Ursache für solche Blutungen finden. In den meisten Fällen wird er eine Ausschabung (Abrasio) durchführen, um den Verdacht auf ein Korpuskarzinom abzuklären. Diese »Untersuchung« geht allerdings unter einer Allgemeinnarkose vor sich. Im streng versicherungsrechtlichen Sinn hat dies mit einer Krebsvorsorgeuntersuchung nichts mehr zu tun, hierfür gibt es auch keinen »Berechtigungsschein«. In diesem Fall ist ein »Krankenschein« erforderlich, weil ein krankhafter Zustand vorliegt, der die Frau zum Gynäkologen führt: die Blutung.
Als Risikogruppe werden Frauen zwischen 50 und 70 angesehen, die kinderlos geblieben sind. Außerdem weiß man, daß Frauen mit einem Uterus myomatosus häufiger ein Korpuskarzinom entwickeln als andere. Diese Risikogruppen sollten sich besonders streng beobachten und bei den ersten Abnormitäten im »Blutungsverhalten« den Gynäkologen aufsuchen.

Fall Anneliese – Brust

Annelieses Mann Dieter ist ein flammender Liebhaber weiblicher Proportionen. Selbst auf der Geburtstagsparty seiner Frau kann er sich kaum beherrschen. Er läßt sich von der blutjungen und sich ihrer außerordentlichen Reize wohl bewußten Susanne in einen heftigen Flirt verwickeln. Erst als seine Frau »dazwischenfunkt“, bekommt er wieder einen kühlen Kopf. Dennoch kann er es sich nicht verkneifen, auch in Gegenwart Annelieses von Susannes Figur, besonders aber von ihrem Busen zu schwärmen. Allein mit seiner Frau, führt ihn seine Erregung an ihre wohlgeformten Rundungen. Er faßt mit beiden Händen zu und ist zufrieden. Nicht aber sie. Ihr tat der feste Griff nach ihrem Busen weh. Dieter ist erstaunt. Das war doch noch ganz sanft, meint er. Dann gesteht ihm Anneliese, was sie schon längere Zeit beunruhigt. Sie hat Verhärtungen gespürt, mehrere kleine Knoten; außerdem bemerkte sie, daß Flüssigkeit aus der Brustwarze kam, wenn sie diese zusammendrückte. Dieter tastet ihren Busen ab – sie bittet ihn darum – und glaubt ebenfalls »ungewöhnliche Stellen« fühlen zu können. Er beruhigt jedoch seine Frau liebevoll. Sie beschließen, daß Anneliese einen Arzt aufsuchen soll – zur gegenseitigen Beruhigung, daß nichts Schlimmeres dahintersteckt. Der Arzt muß alle modernen diagnostischen Register ziehen, ehe er entwarnen kann: Die Verhärtungen stammen von gutartigen Veränderungen der Milchgänge. In Zukunft, so der dringende ärztliche Rat, soll Anneliese regelmäßig ihren Busen selbst untersuchen und ihren Mann als »Kontrolleur« hinzuziehen. Sie zählt nämlich mit ihren gutartigen Verhärtungen zur Risikogruppe jener Frauen, die vom Brustkrebs besonders bedroht sind.

Die Mediziner sprechen ganz nüchtern von einer milchproduzierenden Drüse und von einem sekundären Geschlechtsmerkmal; die Männer sehen im Busen wohl vor allem ein erotisches Signalorgan. »Schmückende« Beiwörter wie begehrenswert, attraktiv oder sexy sind nicht zuletzt an die »Formvollendung« des Busens und sein harmonisches Verhältnis zu den übrigen weiblichen Proportionen geknüpft. Die Frauen sind sich dessen meist bewußt, sie spüren die Ausstrahlung ihrer Rundungen und verstehen es, diese »weibliche Waffe« auch mehr oder weniger raffiniert einzusetzen.

Wie wichtig dieses »Geschlechtsmerkmal« werden kann, zeigt schon die Tatsache, daß viele Frauen ihre Kinder nicht stillen wollen, weil sie »Formschäden« befürchten. Ein weiterer Beleg: Korrekturen am Busen zählen zu den häufigsten plastischen Operationen überhaupt. Und wer die Reklame der Büstenhalter-Industrie studiert, merkt sehr bald, daß der Busen zu einem Sesam-öffne-dich für Liebe und Lebensglück hochstilisiert worden ist. Werbung münzt ja bekanntlich die heimlichen Wünsche der Menschen in Kaufimpulse um.

Kein Zweifel: Erkrankungen der weiblichen Brust (in der Fachsprache: Mammae; Einzahl: Mamma) treffen die Frauen viel stärker als vergleichbare Störungen in anderen Körperpartien (mit Ausnahme des Gesichts). Vor allem die Angst, eine Brust zu verlieren – etwa durch Krebs –, ist für viele eine seelische Tortur, die dazu führen kann, daß sie sich lange gegen einen lebensrettenden Eingriff wehren. Dabei gibt es heute schon zahlreiche Möglichkeiten, diesen Defekt nach der Operation so zu beheben, daß er im Alltag gar nicht auffällt.

Woraus besteht nun und wie funktioniert der Busen (die Brust) einer Frau? Der Hauptbestandteil des Busens ist bindegewebig durchwachsenes Fettgewebe, in dem der eigentliche Drüsenkörper eingebettet liegt. Die individuelle Ausgestaltung des Fettpolsters macht die Form, entscheidet, ob es eine Halbkugel-, Kegel-, Knospen- oder walzenförmige Hängebrust wird, um nur einige Spielarten der Natur zu benennen. Der eigentliche »Apparat« der weiblichen Brust besteht aus den 15 bis 20 Drüsenlappen, die je einen Milchgang zur Brustwarze schicken. Betrachtet man die Brustwarzen näher, so erkennt man Poren, aus denen in der Stillzeit die Milch abgesaugt wird. Aber es kann auch sonst zu Absonderungen kommen, das hat Anneliese geschildert. Rings um die Brustwarze (in der Fachsprache: Mammille) breitet sich der etwa münzgroße Warzenhof aus, in dem neben Talg- und Schweißdrüsen auch Muskelfasern verborgen sind. Bei sexueller Erregung und vor allem beim Saugen richten diese Muskeln die Brustwarze auf.

Funktion der Brustdrüse

Die Brustdrüse ist im Laufe des Monatszyklus wechselnden hormonellen Einwirkungen unterworfen. Dadurch nimmt sie kurz vor und während der Regelblutung an Umfang leicht zu, um schon bald darauf die »Normgröße« wiederzuerlangen. Während viele Frauen von diesen Veränderungen überhaupt nichts mitbekommen – das An- und Abschwellen kann so geringfügig sein, daß es nicht auffällt –, so spüren andere das zyklische Wachstum sehr wohl. Sie merken ein manchmal schmerzhaftes Ziehen in der Brust, die überdies in dieser Phase sehr druckempfindlich werden kann. Auch das Anschwellen einzelner Drüsenkörper können die Frauen manchmal fühlen; dabei ist leicht ein Verwechseln mit Knoten, die nicht hierhergehören, möglich. Deshalb ist die Selbstbeobachtung so wichtig: Frauen sollten wissen, es gewissermaßen im Griff haben, welche Strukturen im Brustgewebe regelmäßig vorhanden sind oder wiederkommen und welche plötzlich auftauchen, sich nicht verändern oder eher zu wachsen scheinen.

Die *zyklischen Veränderungen*, das zur Beruhigung, haben mit Krebs nichts zu tun, sie gehören einfach dazu. Aller-

dings ist auch hier die Grenze zum Krankhaften fließend. Wenn immer wieder Brustschmerzen vor der Monatsblutung auftreten, ist das kein Früh- oder Spätzeichen eines Geschwulstwachstums, sondern Hinweis auf eine empfindlich reagierende Brust, eine Mastopathie. Gegen solche Beschwerden kann aber durchaus etwas getan werden, dagegen gibt es Medikamente, die der Arzt verschreibt.
Ein beginnender Brustkrebs verursacht, wie die meisten bösartigen Geschwülste, keine Schmerzen – das ist das Fatale, das Hinterhältige an dieser Krankheit. Es wäre viel einfacher, Krebs zu entdecken, wenn er sich durch typische Beschwerden verraten würde! Aber erst im fortgeschrittenen Stadium lösen die Geschwülste durch Druck auf Nerven oder reizempfindliches Gewebe Schmerzen aus. Und soweit sollte man es möglichst nicht kommen lassen. Wie Sie das vermeiden können? Die einzige Chance besteht in regelmäßigen Kontrollen, in der Vorsorgeuntersuchung, die ergänzt wird durch *monatliche Selbstuntersuchung*. Gerade beim Brustkrebs können Selbstbeobachtung und moderne Diagnoseverfahren »den Feind« rechtzeitig stellen und unschädlich machen.

Brustkrebs – ein trauriger Rekord

Was die Häufigkeit des Brustkrebses betrifft, so gehört ihm die Spitzenstellung unter den Krebserkrankungen der Frau – wahrlich ein trauriger Rekord. In der Bundesrepublik bekommen ihn Jahr für Jahr mehr als 15 000 Frauen, und die Tendenz ist zunehmend. Schon heute betrifft ein Viertel aller Krebsformen, die bei Frauen vorkommen, die Brust.
Diese Häufigkeitsangaben haben dazu verleitet, von einer Brustkrebs-Epidemie zu sprechen, ein Begriff, der sonst nur bei übertragbaren Krankheiten, bei Infektionen, gebraucht

wird. Und das hat auch prompt zu dem grundlegenden Mißverständnis geführt, Krebs sei übertragbar. Die Befürchtung, sich an Krebskranken anstecken zu können, entbehrt jedoch jeder Grundlage, ist leichtfertig und letztlich in höchstem Maße unmenschlich! Es kann nicht nachdrücklich genug betont werden: Behandeln Sie Krebskranke nicht wie Aussätzige, sie haben keine ansteckende Krankheit!

Das erste Rätsel gibt der Brustkrebs durch die gewaltigen Schwankungen in seinem Vorkommen und seiner Verbreitung auf. Offenbar »bevorzugt« werden die Anliegerstaaten der Nord- und Ostsee. In Dänemark, England, Holland, Schottland wurden Rekordzahlen registriert, allerdings auch in Israel. Bisher nur geringe Bedeutung hat diese Krebsform dagegen in Japan erlangt. Eine schlüssige Erklärung für dieses Phänomen steht aus. Vermutungen freilich gibt es zuhauf. Noch am plausibelsten ist diese: Japanische Mütter stillen ihre Kinder deutlich länger als europäische oder amerikanische. Deshalb wird angenommen, daß Frauen um so geschützter gegen Brustkrebs sind, je länger sie ihre Kinder stillen. Ob dies tatsächlich der einzige Grund für das »japanische Wunder« ist, sei dahingestellt. Sicherlich spielen hier auch anlagemäßige Besonderheiten eine Rolle.

Risikofaktoren

Um nicht mißverstanden zu werden: Risikofaktoren sind keine bewiesenen Ursachen, sondern Hinweise, Anhaltspunkte, die sich aufgrund von Statistiken ergeben – im Gegensatz zu Experimenten. Das mag ein *erfundenes(!)* Beispiel erläutern:

Gehen wir davon aus, daß Brustkrebs z. B. in jenen Landstrichen besonders häufig vorkommt, die an Meere grenzen. Die zweite Feststellung: An einigen Küstengewässern kommt ein besonderer Fisch in außergewöhnlichen Mengen vor, und zwar ausgerechnet an jenen Küsten, die zu Ländern mit auffallend hohem Brustkrebsvorkommen gehören. Die statistische Schlußfolgerung: Das Vorkommen dieses Fisches hat mit der Häufigkeit des Brustkrebses irgendwie zu tun. Die Forderung, den Fisch auszurotten, um die Brustkrebsrate zu reduzieren, erscheint logisch, ist aber völlig unsinnig, solange nicht noch andere Anhaltspunkte für den vermuteten Zusammenhang gefunden werden.

Die Moral von der Geschichte: Nur aufgrund von Zahlen, vor allem von äußerst fragwürdigen, sollte man sich nicht zu größeren Aktionen hinreißen lassen. Wenn zum Beispiel japanische Mütter, die, wie erwähnt, seltener Brustkrebs bekommen als europäische, ihre Kinder länger stillen, so muß deswegen jetzt nicht jede Frau die Stillzeit bis zum letzten Milchtropfen ausdehnen. Damit würde ein statistischer Fingerzeig überbewertet. Natürlich sollte überhaupt gestillt werden, dafür gibt es aber andere, triftige Gründe (z. B. Mutter-Kind-Beziehung).

Das Alter

Mit Ausnahme spezieller Krebsformen, die insbesondere Kinder und Jugendliche heimsuchen, *nehmen* im allgemeinen die *Krebserkrankungen im Alter zu*. Der Brustkrebs ist dafür sogar ein Musterbeispiel. Graphisch dargestellt, ergibt sich eine steile Linie. Trifft in der Altersgruppe zwischen 25 und 30 nur ein Brustkrebs auf 70 000 Frauen (1:70 000), so steigt diese Quote in der Gruppe der 40- bis 50jährigen auf 1:2 000 und erreicht bei den 70- bis 80-jährigen das Verhältnis 1:700. Mit anderen Worten: Die Wahrscheinlichkeit, an Brustkrebs zu erkranken, hat sich bei den 70jährigen im Vergleich zu den 30jährigen verhundertfacht.

Familienvorbelastung

Ein besonders hohes Risiko tragen Frauen, die familiär vorbelastet sind, d. h., in deren Verwandtschaft bereits Brustkrebs aufgetreten ist. Je näher diese Verwandtschaft und je mehr Familienangehörige erkrankt waren, desto größer auch das Risiko. Ein Beispiel, zitiert nach Professor Höffken, Köln: Hatten die Großmutter und die Mutter Brustkrebs, muß mit einem etwa 30prozentigen Risiko für die Tochter gerechnet werden. Höchste Alarmstufe also. Das allgemeine Risiko im Bevölkerungsdurchschnitt beträgt nämlich nur 0,2 bis 0,3 Prozent.
Die Auffälligkeit, daß es ganze Brustkrebsfamilien gibt, in denen kaum ein weibliches Mitglied davon verschont wurde, hat den Verdacht auf Übertragung eines disponierenden Faktors genährt, etwa mit der Muttermilch. Man dachte an Mikroorganismen, die in der Lage sind, das Erbmaterial des Menschen zu beeinflussen und punktuelle Schäden zu setzen. Angeschuldigt wurden Viren, winzig kleine Lebewesen, mit dem bloßen Auge nicht sichtbar, nur Bruchteile so groß wie Bakterien. Aber nicht die üblichen »Wald- und Wiesen-Viren«, wie etwa Masern-Erreger, hatten die Wissenschaftler im Visier, vielmehr eine spezielle Gruppe mit eigenartigem Aufbau. Verstärkt wurden die Spekulationen durch die Tatsache, daß bei einigen Tiergattungen der Brustkrebs nachweisbar durch solche Viren ausgelöst werden kann. Aber alle Forschungsbemühungen sind bislang im Bereich der Mutmaßungen hängengeblieben. Es gibt keinen konkreten Hinweis, daß tatsächlich beim menschlichen Brustkrebs Viren die Ursache oder auch nur eine Mitursache wären. Vielleicht bringt die

Grundlagenforschung in den nächsten Jahren hier eine Aufklärung. Was bislang vorgelegt wurde – und das ist wahrlich nicht wenig – reicht für praktische Konsequenzen bei weitem nicht aus. Es bleibt dabei: *Der Brustkrebs* des Menschen *ist* nach heutigen Erkenntnissen *nicht übertragbar*.
Nicht zu bestreiten ist allerdings eine *Veranlagung* für diese Krankheit, die weitervererbt werden kann. Sich in den Krankengeschichten der Familie auszukennen, hat also nicht nur für den Kaffeeklatsch Bedeutung: Kennt man sein Risiko, sind die Chancen groß, die bösartige Geschwulst im Frühstadium auszuschalten.

Zeitpunkt und Zahl der Schwangerschaften

Kinderlose Frauen haben etwa zweimal so häufig Brustkrebs wie Frauen mit Kindern. Besonders geschützt davor sind Frauen mit drei und mehr Kindern. Kommt allerdings das erste Kind zur Welt, wenn die Mutter bereits 35 Jahre alt ist, so besteht auch dann erhöhtes Risiko.

Besonderheiten der Regelblutung

Durch Brustkrebs gefährdet sind nach den Ermittlungen der Statistiker auch Frauen, deren erste Monatsblutung (Menarche) vor dem 12. Lebensjahr einsetzte. Ähnliches gilt, wenn die Wechseljahre spät zu Ende sind, die sog. Menopause erst nach dem 50. Lebensjahr beginnt.

Vorerkrankungen der Brust

Ein erhöhtes Risiko wurde auch festgestellt, wenn zunächst gutartige Veränderungen vorliegen. Es handelt sich dabei um kugelige Gebilde, die in beiden Brüsten vorkommen und ganz unterschiedliche Größen haben können. Sie werden meistens von den Milchgängen gebildet, die aussacken und eine bindegewebige »Wandverstärkung« erhalten. Innen sind solche schusserförmigen Knoten hohl und mit Flüssigkeit gefüllt. Die Mediziner nennen solche Gebilde *Zysten* und schenken ihnen besondere Aufmerksamkeit. Denn aus ihnen *kann* sich Krebs entwickeln. Auch in den kleinen Drüsenläppchen kann es zur »Zellunruhe« kommen, ähnlich wie wir es bereits bei der Krebsvorstufe des Gebärmutterhalses beschrieben haben. Wann in einem solchen Zellnest eine bösartige Geschwulst zu sprießen anfängt, läßt sich nicht vorhersagen, auch nicht annähernd. Das einzige Mittel, um die Entartung zu erfassen, ist die regelmäßige Kontrolle mit Hilfe der *Mammographie*. Verstärkter Kontrolle bedürfen auch die Zysten, die in den Milchgängen nahe ihrer Einmündung in die Brustwarze gebildet wurden.

Erst die genaue Untersuchung der Brüste durch den Arzt kann ergeben, welche Form von »Kugelbrust« vorliegt und wie hoch die Gefährdung, an Brustkrebs zu erkranken, eingestuft werden muß. Um dies festlegen zu können, sind zuweilen mehrere diagnostische Maßnahmen nötig. In der Abschätzung des Gefährdungsgrades wird nicht nur der tastbare Befund berücksichtigt, sondern auch das Vorliegen weiterer Risikofaktoren.

Nicht vergessen werden soll der Hinweis, daß Frauen, die schon wegen einer bösartigen Geschwulst in einer Brust behandelt wurden, zeitlebens risikobelastet bleiben, es sei denn, auch die zweite Brust wurde wegen der feststellbaren hohen Gefährdung vorsorglich entfernt. Man weiß inzwischen, daß Brustkrebs nicht nur einmal, sondern mehrfach entstehen kann, unabhängig voneinander an mehreren Bezirken des Busens.

In einer Auflistung der möglichen Brustkrebs-Risiken darf heute der Hinweis auf *psychologische Faktoren* nicht mehr fehlen, auch wenn diese Zusammenhänge kaum untersucht sind. Es wird sicher noch einige Jahre dauern, bis abgesicherte Forschungsergebnisse auf diesem Gebiet vorgestellt werden können. Die Krebsspezialisten zweifeln aber nicht daran, daß an diesem Denkansatz »etwas dran« ist. Die gesellschaftlichen und beruflichen Probleme, die Rolle in Ehe und Familie sowie die eigenen Persönlichkeitsmerkmale – oft genug das Ergebnis von Abhängigkeiten und Konflikten – sollen Einfluß auf die Krebsentstehung haben. In welchem Ausmaß, das muß freilich noch gründlich untersucht werden. Immer mehr zeigt sich aber, daß man das Krebswachstum nicht als ein Ereignis bewerten sollte, das nur von einzelnen Zellen seinen Ausgang nimmt. Das wäre sicherlich zu eng gesehen, wir haben darauf schon kurz hingewiesen. Krebs ist das Resultat eines vielschichtigen Prozesses, bei dem Veranlagung und entgleisungsträchtige Vorerkrankungen ebenso mitwirken wie Eigentümlichkeiten des Stoffwechsels, besonders des Hormonhaushalts, seelische Konfliktsituationen, Besonderheiten der Abwehrlage und nicht zuletzt Alterungsvorgänge, um nur eine Auswahl von diskutierten Auslöse- bzw. Ursachenfaktoren anzuführen. Allein die häufige Wiederholung des Begriffs »Faktoren« ist ja schon bezeichnend: Die Forschung tappt noch im dunkeln. Wie die Krankheit Krebs entsteht, ist heute noch genauso geheimnisvoll wie eh und je. Vielleicht noch geheimnisvoller, denn alle bisherigen Detailfortschritte haben mehr Fragen aufgeworfen als beantwortet.

Zu Unrecht verdächtigt – die hormonellen Verhütungsmittel

Jetzt wissen wir es definitiv: Die hormonellen Verhütungsmittel, kurz »die Pille«, machen aus den gutartigen Zysten *keine* Karzinome. Es gibt keine Studie, die einen solchen Verdacht glaubhaft erhärten könnte, aber eine ganze Liste von großangelegten Untersuchungen, die letztlich zum Freispruch für die »Pille« kommen. Einige davon lassen sogar vermuten, daß eine schützende Wirkung ausgeübt wird. Es konnte nämlich beobachtet werden, daß sich die gutartigen Veränderungen um so stärker zurückbildeten, je länger die »Pille« eingenommen wurde. In der Tat ein unerwartetes Ergebnis!

Die Unbedenklichkeitserklärung für die »Pille« basiert in erster Linie auf einer englischen Studie an 30 000 Frauen. Dabei erkrankten die »Pillen-Konsumentinnen« deutlich seltener an gutartigen Veränderungen in der Brustdrüse als eine Vergleichsgruppe ohne »Pille«.

Der Grund für diese erwünschte »Pillen«-Nebenwirkung ist recht plausibel. Die modernen »Pillen« enthalten nur noch geringe Östrogenmengen, kombiniert mit einem Gestagenanteil. Von diesem *Gestagen* ist bekannt, daß es der *Entstehung von gutartigen Zysten* in der Brust *entgegenwirkt*, während Östrogen allein und in höheren Dosen verabreicht eher das Wachstum anregt. »Pillen« mit einer starken Gestagenkomponente sind also besonders vorteilhaft.

Diese Beurteilung trifft lediglich auf den Verdacht zu, die »Pille« fördere die Brustkrebsentstehung. Die Zusammenhänge »Pille« und Gebärmutterkrebs sind anders (siehe Seite 11 ff.).

Augenfällige Warnzeichen

Allein durch die sorgfältige Betrachtung ihres Busens vor einem Spiegel können die Frauen wichtige Verdachtsmomente auf eine ungute Entwicklung ausmachen. Zum Beispiel die *Einziehung der Brustwarze*. Sie fällt besonders auf, wenn nur eine Brust davon betroffen ist. Der Vergleich der beiden Brüste auf etwaige *Größen-* oder *Umrißveränderungen* sowie auf *Haut-Einziehungen* ist außerordentlich wichtig. Dann jenes Phänomen, das auch Anneliese bemerkt hat: Aus der Brustwarze tropfte ab und zu Flüssigkeit, vor allem wenn sie durch Zusammendrücken nachhalf. Solche *Absonderungen* stammen meistens aus Zysten direkt hinter der Brustwarze, sog. Milchgangs-Papillome, die ebenfalls entarten können. Deshalb: Abklärung tut dringend not. Läßt sich mit Hilfe spezieller Kontrastdarstellungen nachweisen, daß nur eine harmlose Zyste die Ursache für die Absonderung aus der Brustwarze ist, kann zunächst abgewartet werden. Die Frauen zählen aber zur Risikogruppe und müssen regelmäßig und sehr sorgfältig kontrolliert werden.
Ebenfalls selbst können Frauen die sog. Apfelsinen- bzw. *Orangenhaut* feststellen, ein Areal mit besonders fein gefälteter Haut, häufig in unmittelbarer Nähe des Warzenhofes. Auch hier heißt es, keine Zeit verlieren und den Verdacht auf Krebs mit allen verfügbaren Mitteln prüfen lassen! Das gleiche gilt natürlich auch für Knoten, die bei der Selbstuntersuchung gefunden werden.

Selbstuntersuchung – Teil der Körperpflege

Einige Richtlinien sollten bei der Selbstuntersuchung beachtet werden:

– Fast jede Frau hat kugelige Gebilde in der Brust, Zysten, die auch mit dem Monatszyklus an- und abschwellen

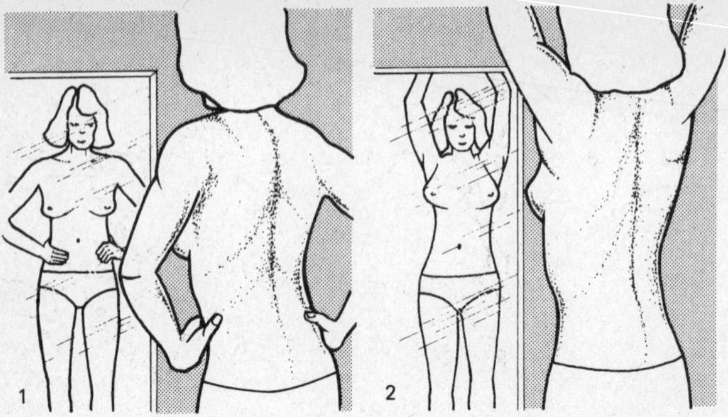

Selbstuntersuchung der Brust. Sie soll stehend vor dem Spiegel beginnen.

1. Die Hände in die Hüfte gestemmt.
2. Die Arme erhoben.
   Zu achten ist auf Formveränderungen der Brust, Einziehungen der Brustwarze oder des Warzenhofs, Größen- und Umrißveränderungen sowie Hauteinziehungen.

Die Untersuchung wird dann liegend fortgeführt. ▷
Die Bilder zeigen den Beginn der Abtastung am oberen inneren Quadranten bis hin zur Austastung der Achselhöhle.
Die einzelnen Quadranten sind in Bild F dargestellt.
Quadrant Nummer 5, der obere äußere, ist am gefährdetsten. In ihm wachsen über 40 Prozent der Brustkrebse.

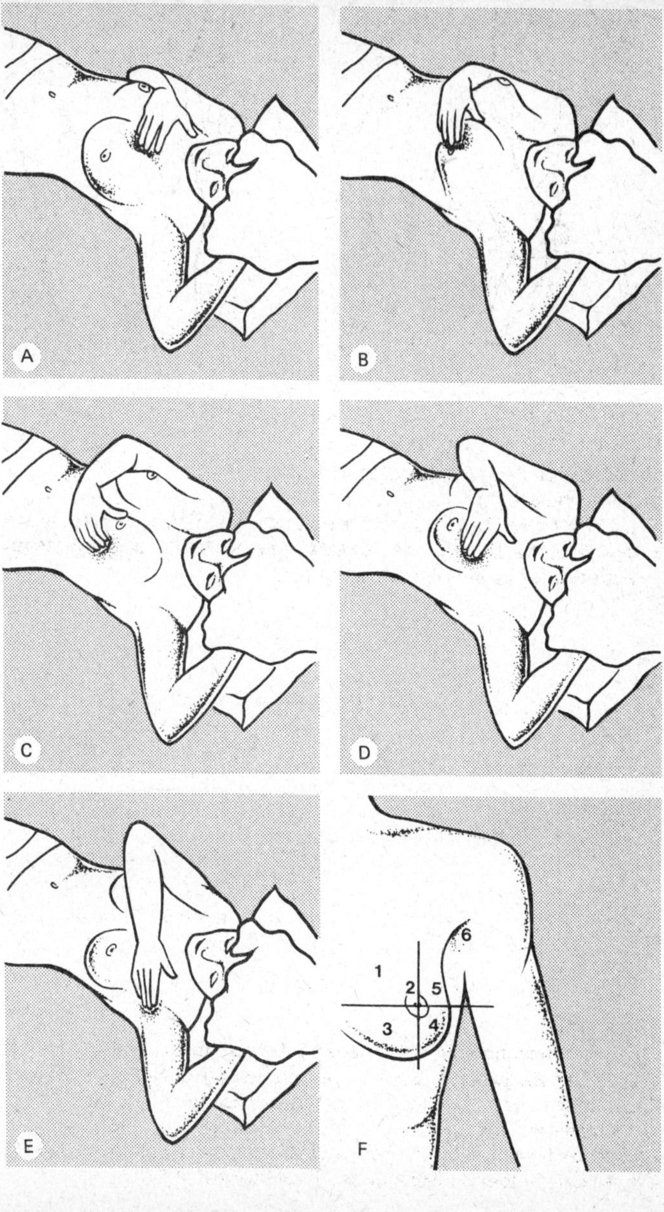
A
B
C
D
E
1
2
3
4
5
6
F

können. Vermeiden sollte man bei der Selbstuntersuchung, sich nur auf eine »Kugel in der Brust« zu konzentrieren und dabei die anderen Partien zu übersehen.

- Führen Sie die Selbstabtastung einmal im Monat durch, und zwar am besten immer am ersten Tag nach dem Ende der Monatsblutung. Zu diesem Zeitpunkt sind die zyklusbedingten Spannungszustände wieder weitgehend abgeklungen, und der Busen ist auch nicht mehr druckempfindlich.
- Es ist sicher nichts dagegen einzuwenden, wenn Ihr Lebens- oder Ehepartner eine Nachkontrolle vornimmt. Vier Hände finden manchmal mehr als zwei.
- Merken Sie sich die verdächtige Stelle gut, und suchen Sie bald einen Arzt auf. Wenn Sie sicher sind, daß ein Knoten oder eine kleinflächige Verhärtung vorliegt, drücken Sie nicht weiter unnötig daran herum. Es könnte Krebs sein. Der einzige Weg, Klarheit zu bekommen, ist eine eingehende Untersuchung durch den Arzt. In vielen Fällen kann er Sie gleich beruhigen, dann nämlich, wenn eine typische harmlose Zyste vorliegt. Läßt sich aber aufgrund des Tastbefundes nicht ausschließen, daß etwas Bösartiges dahintersteckt, wird er eine Mammographie veranlassen. Wenn auch auf diesem Spezial-Röntgenbild nichts Eindeutiges zu sehen ist, wird er der Patientin zuraten, den suspekten Knoten operativ entfernen zu lassen, um ja nicht Gefahr zu laufen, einen beginnenden Krebs zu übersehen. Die meisten Krebsknoten werden übrigens immer noch zuerst von den Frauen entdeckt.

Vorgehen bei der Selbstabtastung

Suchen Sie beim Abtasten die einzelnen Abschnitte, Quadranten, der Brust nacheinander ab (siehe auch Skizze auf Seite 50/51). Am zweckmäßigsten beginnen Sie am oberen

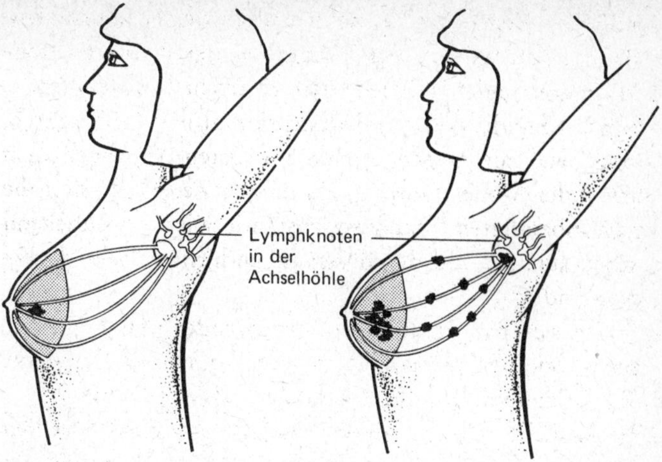

Ein wichtiges Ziel der Brustkrebsvorsorge: Krebsknoten sollen entdeckt werden, noch bevor sie Absiedlungen gebildet haben. Ein bevorzugter Weg solcher Absiedlungen läuft entlang der Lymphbahnen in die Achselhöhle. Dort können sie dann als Knoten getestet werden. Links: Ein Brustkrebs, der noch auf die Brustdrüse begrenzt ist. Rechts: Absiedlungen entlang der Lymphstraßen bis zur Achselhöhle.

inneren (d. h. dem Brustbein benachbarten) Quadranten und tasten Sie sich mit den drei mittleren Fingern unter leichten Druck- und Walzbewegungen vom Busenrand in Richtung Brustwarze vor, nehmen Sie sich dann den unteren inneren, anschließend den unteren äußeren und schließlich den äußeren oberen Quadranten vor. Der letztgenannte ist der gefährdetste. In ihm wachsen über 40 Prozent der Brustkrebse.

Lassen Sie sich die Untersuchungstechnik von Ihrem Arzt zeigen! Es gibt zwar eine Menge Merkblätter mit mehr oder weniger genauen Anleitungen. Erfahrungsgemäß lassen aber alle noch so präzisen Beschreibungen Fragen offen. Auch bei Ihrer Meinung nach nebensächlichen Unsicherheiten in der Abtasttechnik sollten Sie sich nicht genieren, den Arzt zu bitten, es ihnen vorzumachen. Den Abschluß der Selbstuntersuchung, die am besten mit der Inspektion vor dem Spiegel beginnt und dann in liegender, entspannter Position weitergehen sollte, bildet die Austastung der Achselhöhle. Gesucht werden ebenfalls Knoten, wulsthafte Verhärtungen. Glauben Sie eine solche Stelle gefunden zu haben, warten Sie bitte nicht den nächsten Tast-Tag nach der bevorstehenden Monatsblutung ab, sondern zeigen Sie die Stelle möglichst umgehend Ihrem Arzt. Es geht in solchen Fällen wirklich um Tage. Denn es ist durchaus denkbar, daß Sie bereits die erste Absiedlung eines Brustkrebses gefühlt haben, die es zusammen mit der eigentlichen Geschwulst schnellstmöglich zu entfernen gilt.

Mammographie – der sicherste Weg zur Früherkennung

So sehr man die Frauen ermuntern muß, die Selbstuntersuchung zu einem festen Bestandteil der Körperpflege werden zu lassen, darf man doch die Tatsache nicht verheimlichen, daß echte Frühstadien des Brustkrebses nur relativ selten auf diesem Weg gefunden werden. Ein tastbarer Knoten hat meistens schon einen Durchmesser von über einem halben Zentimeter. Zu einem kleinen aber immerhin bemerkenswerten Prozentsatz verlassen in diesem Stadium einige Krebszellen ihr Nest, um Absiedlungen, *Metastasen*, zu bilden. Das ist noch längst kein Todesurteil, denn auch im frühen Stadium der Metastasierung können noch hohe Heilquoten erzielt werden. Aber alle Anstrengungen der Krebsvorsorge müßten darauf zielen, die Geschwulst noch zu einem Zeitpunkt zu entfernen, in dem sie noch auf den Drüsenkörper beschränkt ist und total entfernt werden kann. Es geht darum, schon im Anfangsstadium des Krebs-

wachstums eine Fährte zu finden, gewissermaßen Spurensicherung zu betreiben.
Auf diese Fährtensuche kann man mit einem Röntgenverfahren gehen, das mit einer geringen Strahlendosis arbeitet und die Feinstruktur des Drüsenkörpers abbildet: die Mammographie.
Bedauerlicherweise steht dieses Verfahren bei vielen Frauen nicht im allerbesten Ruf. Ursache dafür sind Berichte, die der Mammographie nachgesagt haben, sie sei selbst ein fördernder Faktor für das Brustkrebswachstum. Es hieß: »Mammographie macht Krebs.« Ein Vorwurf, der sich auf amerikanische Studien beruft.
Was haben die amerikanischen Wissenschaftler tatsächlich gefunden? Zunächst nichts Überraschendes. Seit den Atombombenexplosionen auf Hiroshima und Nagasaki weiß man, daß hohe Strahlendosen Krebs verursachen können. Dann kam die Beobachtung hinzu, daß Frauen, die in jungen Jahren wegen einer Lungentuberkulose regelmäßig über einen langen Zeitraum hinweg durchleuchtet wurden, später »überzufällig häufig« an Brustkrebs erkrankten. Ähnlich wie jene jungen Frauen, die, als noch kein Penizillin zur Verfügung stand, wegen einer schmerzhaften Brustentzündung, wie sie vor allem während der Stillzeit vorkommt, mit Röntgenstrahlen behandelt wurden. Auch sie bekamen viele Jahre danach deutlich häufiger Brustkrebs als andere Frauen. Diese drei Beobachtungen, an denen nicht zu deuteln ist und die sehr ernst zu nehmen sind, veranlaßten die Amerikanische Akademie der Wissenschaften, die Krebsgefährdung durch den Einsatz der Mammographie kalkulieren zu lassen. Die Panik war da: Rein rechnerisch ergab sich tatsächlich ein erhöhtes Krebsrisiko.
Viele Frauen wurden verängstigt und lebten in Krebsangst. Verunsicherung ging um die Welt. Anstatt internationale Richtlinien für den Einsatz der Mammographie auszuarbeiten, die größtmögliche Sicherheit und maximalen Nut-

zen gewährleisten, hielten es viele Wissenschaftler für angebracht, zu verniedlichen, die Zahlen aus Amerika als Rechenkunststücke ohne praktische Bedeutung hinzustellen. Zu allem Überfluß brachten dann die verschiedensten Stellen unterschiedliche Empfehlungen in Umlauf. Wer wundert sich da noch, daß viele Früherkennungschancen vertan wurden, weil die Frauen einfach Angst vor diesem Verfahren bekamen?

Mammographie – Einsatz nach Risiko- und Altersgruppen

Wenn irgend möglich, sollte man den Einsatz der Mammographie bei Frauen *unter 40 vermeiden.* Diese Auffassung hat sich in den USA wie auch in England durchgesetzt, und zwar nicht nur bei den Strahlenexperten allein, sondern offiziell bei den medizinischen Gesellschaften. Als Ausnahme werden nur jene Frauen angesehen, bei denen ein verdächtiger Knoten getastet wird oder denen bereits aus einer Brust ein Geschwulst entfernt wurde.

Auch in den Altersgruppen der *40- bis 49jährigen* wird Zurückhaltung geübt. Lediglich besonders risikobelastete Frauen sollten in ein Mammographie-Programm einbezogen werden. Welche der zahlreichen Risikofaktoren vorhanden sein müssen, sollte der Arzt entscheiden. In den amerikanischen Empfehlungen wird die familiäre Belastung besonders betont.

Sowohl die englischen als auch amerikanischen Expertengruppen plädieren dafür, *ab dem 50. Lebensjahr* alle Frauen einer regelmäßigen Mammographie-Kontrolle zu unterziehen. Nur so sei es möglich, den Kampf gegen den Brustkrebs noch zu einem Zeitpunkt zu gewinnen, wo bei den meisten Frauen die Zellentgleisung beginnt.

An dieser Stelle ein Appell an unsere verantwortlichen Gremien:

Machen Sie mit der Ungewißheit Schluß, geben Sie eindeutige Empfehlungen für den Mammographie-Einsatz heraus, die internationalen Erkenntnissen entsprechen. Es ist ein Mißstand, wenn in einer so schwerwiegenden, weil große Bevölkerungsschichten betreffenden Frage weiterhin Verwirrung herrscht und jeder Spezialist – um es überspitzt zu sagen – seine eigenen Tips verbreitet. Das Argument, daß noch nicht genügend Erfahrungen zu dieser Problematik vorliegen, sticht nicht mehr.
Geradezu beglückend wäre es, wenn sich alle Gremien, die glauben, bei der Frage mitsprechen zu müssen, zusammensetzten und eine gemeinsame Empfehlung erarbeiteten, die ausschließlich fachliche und keine politischen Gesichtspunkte berücksichtigt. Aber das wäre wohl zuviel verlangt. Vielleicht würde es schon genügen, wenn sich die bundesdeutschen Krebszentren, die in den letzten Jahren dank der Finanzspritze der Deutschen Krebshilfe gegründet wurden, zu einer gemeinsamen Erklärung aufraffen könnten.
Auch wenn man die Mammographie nicht als ideale Methode anerkennen will – es gibt zur Zeit einfach keine treffsicherere. Vielleicht ändert sich die Situation in einigen Jahren, wenn verbesserte Verfahren auf den Markt kommen. Besonders vielversprechend scheint die sogenannte Ionographie zu sein, die derzeit in den USA in mehreren Zentren getestet wird. Auch dabei werden Röntgenstrahlen verwendet, jedoch nur ein Zehntel der Dosis, wie sie heute bei der Mammographie üblich ist. Der Trick dabei: Die Strahlen werden, nachdem sie die Brust durchdrungen haben, mit äußerst raffinierten Techniken aufbereitet und ausgewertet. Die Bildinformation soll – das versichern jedenfalls Experten, die das neue Verfahren schon mitverfolgen konnten – besser sein als die der Mammographie-Aufnahme. Freilich, das sind Zukunftsperspektiven, noch ist offen, ob und wann diese Methode in die Praxis eingeführt werden kann.

Schon heute werden zur Brustkrebsdiagnostik auch andere Verfahren eingesetzt als die Mammographie, ohne sie allerdings ersetzen zu können. Sie sind Ergänzungsmethoden geblieben, die in manchen Zweifelsfällen wertvolle Zusatzinformationen geben.

Eine solche weitverbreitete Hilfsmethode ist die *Thermographie*. Sie arbeitet zwar auch mit Strahlen, aber völlig anderen, und vor allem kommen sie nicht vom Gerät, sondern vom Körper: Dieses Verfahren mißt die Wärmestrahlung (Infrarotstrahlung) des Körpers. Es werden Temperaturunterschiede registriert. Bösartige Geschwülste sind heißer als ihr umgebendes Gewebe. Solche Unterschiede nützt die Thermographie aus. Nicht unterscheiden kann sie allerdings zwischen Wärmestrahlen aus Entzündungsbereichen und bösartigen Tumoren. Die Vorteile: Die Patientinnen werden kaum belästigt, der Zeitaufwand ist gering, und es besteht keine Strahlenbelastung.

Die Thermographie wurde in den letzten Jahren zudem perfektioniert. Thermographie-Fotos sind eine Augenweide, bieten ein bizarres Farbenspiel, das nicht so sehr an medizinische Sachverhalte als an moderne Kunst erinnert.

Jede Farbe entspricht einer bestimmten Temperatur. Durch die feinen Temperaturunterschiede im Körper – Blutgefäße sind üblicherweise wärmer als Fettgewebe – ergeben sich in der Thermographie-Kamera oder auf speziellem, mit winzigen Flüssigkeitskristallen besetzten Folien landkartenähnliche Reliefs. Mancher unklare Mammographiebefund läßt sich mit der Thermographie aufklären – eine typische Ergänzungsmethode, die das diagnostische Instrumentarium der Mediziner bereichert.

Versuche in der Diagnostik der Brusterkrankungen wurden auch mit dem *Ultraschall* durchgeführt, ein Verfahren, das einen Siegeszug ohnegleichen in zahlreichen medizinischen Fachdisziplinen angetreten hat. Wie im Zweiten Weltkrieg U-Boote mit Hilfe des Echolots – nichts anderes als Ultra-

schall – angepeilt wurden, so setzen heute die Mediziner Ultraschallgeräte ein, um Gallensteine zu erkennen, Herztöne von noch Ungeborenen abzuleiten oder Hirnblutungen aufzuspüren. Die Beliebtheit des Ultraschalls hat zwei einfache Gründe: er ist unschädlich und braucht keine gigantischen Apparaturen. Für die Erkennung von Frühformen des Brustkrebses ist er bislang nur versuchsweise eingesetzt worden. Ob er an die Ausbeute anderer Verfahren, speziell der Mammographie, herankommt, erscheint äußerst zweifelhaft.
Aber all diese diagnostischen Bemühungen, die weibliche Brust »durchsichtig« zu machen und schon die Spuren krankhafter Prozesse festzuhalten, reichen bisher nicht an die Leistungsfähigkeit der Mammographie heran. Ihr ist es noch weitgehend vorbehalten, stecknadelkopfgroße Frühformen des Brustkrebses, die der tastende Finger nicht fühlt, zu entschleiern.

Zusammenfassung der Möglichkeiten der Brustkrebsvorsorge

Ein dreispuriger Weg führt zur Brustkrebsvorsorge. Die erste Spur ist Selbstbeobachtung bzw. *Selbstuntersuchung*, die allmonatlich möglichst unmittelbar nach der Periodenblutung vorgenommen werden sollte. Ich plädiere hierbei für die Partnerkontrolle, d. h., auch der Lebens- oder Ehepartner sollte nachtasten. Jeder Verdacht auf ungewöhnliche Knoten oder Verhärtungen sollte vom Arzt abgeklärt werden.
Die zweite Spur ist die *gynäkologische Vorsorgeuntersuchung*, zu der die Frauen ab dem *30. Lebensjahr* »berechtigt« sind; die gesetzliche Krankenkasse schickt oder hält auf Abruf einen »Berechtigungsschein“ bereit. Im Rahmen dieses Krebstests auf Gebärmuttergeschwülste ist auch eine

Abtastuntersuchung des Busens vorgesehen. Eine ideale Gelegenheit übrigens, um sich die Selbstuntersuchung erläutern zu lassen und Zweifelsfragen mit dem Arzt zu besprechen. Überhaupt sollen bei dieser Gelegenheit die Weichen für eine spezielle Brustkrebsvorsorge gestellt werden. Ist auch der Arzt sich nicht absolut sicher, d. h., kann er mit der Tastuntersuchung keinen eindeutigen Negativbefund erheben – also das Brustkrebswachstum und gefährliche Vorstadien ausschließen –, so wird er eine *erste Mammographie* veranlassen, die als Vergleichsmöglichkeit für alle künftigen Untersuchungen dienen wird. Sicher kommen bei dieser Gelegenheit auch die Risikofaktoren zur Sprache und die weitere persönliche Vorsorge kann geplant werden.

Die dritte Spur – die gefährlichste, gleichsam die Überholspur – bleibt als Ausweichmöglichkeit für Frauen, die sich weder für die Selbstuntersuchung noch für die gynäkologische Vorsorgeuntersuchung entscheiden wollen: die *Ignoranten-Spur*. Sie führt zunächst direkt zur Mammographie, wo nach einer Befragung über die möglichen Risikofaktoren zusammen mit der Röntgenaufnahme das weitere Vorgehen festgelegt wird, zum Beispiel, ob die Mammographie jährlich (bei erhöhtem Risiko) oder mit größeren Abständen durchgeführt werden soll.

Der Verdachtsfall

Ziel der Vorsorgeuntersuchung ist es ja, in einer breiten Bevölkerungsschicht die Verdachtsfälle herauszufiltern. Den Krebs möglichst erwischen, wenn er noch »in den Kinderschuhen« steckt, im ersten Wachstumsschub. Dazu brauchen wir die »Röntgenaugen«, denn alle anderen Methoden sind unzuverlässig. Ihnen entgeht allzu häufig das Frühstadium. Der Krebsknoten ist dann noch kleiner als ein halber Zentimeter. Aber auch die Mammographie vermag nicht immer die Entscheidung zu bringen. Diese Fälle mit einem Rest von Ungewißheit zwingen zur *feingeweblichen Untersuchung* des gefährdeten Brustdrüsengewebes. Dazu ist ein kleiner operativer Eingriff erforderlich. Meist in lokaler Betäubung – die Frauen bleiben dabei wach, können hören und sehen – wird der verdächtige Gewebeblock entfernt. Zuständig für diesen Eingriff fühlen sich Chirurgen und Gynäkologen gleichermaßen. Nachdem die Brustuntersuchung in das gynäkologische Vorsorgeprogramm eingepackt wurde, übernehmen die Frauenärzte auch mehr und mehr die Diagnose und Therapie des Brustkrebses; noch vor wenigen Jahren ein Vorrecht der Chirurgen.

Die Beseitigung des Knotens stellt kein großes technisches Problem dar. Die Schnittführung erfolgt so, daß keine allzu störenden Narben zurückbleiben. Wie lange der Eingriff dauert, hängt davon ab, wie groß der Busen ist und welcher Sektor der Brust freigelegt werden muß.

Der herausgenommene Knoten kommt dann auf schnellstem Wege in die Hände des Pathologen. Seine Beurteilung entscheidet über das weitere Vorgehen, darüber, ob man es mit der Entfernung der verdächtigen Stelle bewenden lassen kann, oder aber ob ein größerer Eingriff folgen muß, um einen ausstreuenden Brustkrebs noch ganz zu erfassen. Verständlich, daß die Tätigkeit des Pathologen häufig als schicksalsentscheidend angesehen wird: Er muß in den Geweben lesen können. Keine leichte Aufgabe, denn die Zellen lassen nicht immer auf Anhieb erkennen, wie bösartig sie sind: schon bereit auszuschwärmen oder noch in der Ruhephase?

Wenn dann beispielsweise auf dem Befundzettel steht »Frühkarzinom, im gesunden entfernt«, haben die Patientin und ihr behandelnder Arzt allen Grund zum Jubel. Die Frau, weil sie auf die Krebsvorsorge bedacht war, und der Arzt, weil er die richtigen Maßnahmen zum richtigen Zeitpunkt ergriffen oder veranlaßt hat. Es ist gelungen, den Feind beim ersten Angriff unschädlich zu machen, ein Erfolg, der vor der Zeit der Vorsorgeuntersuchungen nicht möglich war. Die Vorsorge darf dann allerdings nicht vergessen werden, denn es kann durchaus nochmals zu einer Entartung kommen, in der gleichen oder aber in der anderen Brust.

Ergab die feingewebliche Untersuchung einen gutartigen Knoten, so nehmen die Frauen diese Nachricht nicht minder freudig auf. Was insgeheim gehofft wurde, traf auch ein: Der Verdacht hat sich nicht bestätigt. Für diese Gewißheit hat sich der ganze Aufwand fraglos gelohnt.

Selten passiert es, daß der Pathologe bei solchen Verdachtsfällen schon ein bereits fortgeschrittenes, aggressiv sich ausbreitendes Karzinom findet. Dann darf die Operation natürlich nicht mehr aufgeschoben werden.

Kommen wir zum Ernstfall: Aufgrund des Tastbefundes und der Mammographie besteht der dringende Verdacht eines Brustkrebses. Hier muß das medizinische Vorgehen zwangsläufig anders aussehen. Im Vordergrund hat zunächst das ausführliche Gespräch mit der Patientin zu stehen. Ein schwieriges Gespräch, für beide Seiten. Zumindest andeuten sollte der Arzt, daß ein bösartiges Wachstum vorliegen kann. Sich auf mehr festzulegen, wäre in dieser Phase nicht sinnvoll, weil auch er nur Mutmaßungen hat – wenn auch begründete –, aber kein gesichertes Wissen. Bestätigt sich im Verlauf der Operation der Verdacht, ist es am zweckmäßigsten, die nötige Krebsoperation anzuschließen, ohne die Frau aus der Narkose aufwachen zu lassen. Das erspart der Patientin einen zweiten Eingriff und nicht zuletzt auch eine seelisch außerordentlich belastende Wartezeit nach Bekanntwerden der Diagnose. So darf der Operateur aber nur handeln, wenn sich die Frau zuvor mit einer eventuellen Ausweitung des Eingriffs im Ernstfall einverstanden erklärt hat. Die Patientin wird auf dem Operationstisch also nicht überrumpelt, nicht »entmündigt«. Ihr muß schon vorher bewußt gemacht worden sein, was auf dem Spiel steht: die Entfernung der Brust, die einzige bewährte Methode, um einen fortgeschrittenen Brustkrebs unter Kontrolle zu bringen.

Wie geht das im einzelnen vor sich?
Am Anfang steht das sogenannte Aufklärungsgespräch. Jede Patientin hat das Recht, sich erschöpfend informieren zu lassen, sie hat aber auch das Recht, ihre Entscheidung ganz in die Hand des Arztes zu legen, zu dem sie Vertrauen hat. Empfehlungen zu diesem Gespräch kann man nicht geben. Höchstens diese: Es sollte ehrlich geführt werden, ohne Notlügen und Verschleierungstricks. Von der vielbeschworenen »gnädigen Lüge« halte jedenfalls ich nicht viel, schon gar nicht in dieser Situation. Was sollte überhaupt beschönigt werden? Auch der Arzt weiß erst mit Sicherheit, daß Krebs dahintersteckt, wenn der verdächtige Bezirk während der Operation vom Pathologen untersucht wurde. Zuvor besteht immer noch die reelle Chance, daß eine gutartige Geschwulst die Ursache für den Tast- und mammographischen Befund ist. Und dann besteht kein Grund, die Brust zu enfernen.

Die Operation wird von der Organisation her so angelegt, daß nach der Krebsdiagnose des Pathologen weitergemacht werden kann. Für den Pathologen sind solche Schnelldiagnosen die wohl schwierigste und auch verantwortungsvollste Aufgabe seiner gesamten Tätigkeit. Es hängt alles von seinem Urteil ab: welches Operationsverfahren gewählt wird, welche Nachbehandlung erfolgt, welche Heilchancen eingeräumt werden. Der feingeweblichen Beurteilung geht in diesem Fall keine langwierige und aufwendige Aufarbeitung des Knotens voraus – dafür ist keine Zeit –, der Pathologe bedient sich hier eines *Schnellschnitt-Verfah-*

rens. Der Operateur erwartet in dieser Situation keine ausführliche Beschreibung der gefundenen Zellen, sondern lediglich eine rasche Antwort auf die Frage: Karzinom, ja oder nein, und welcher Krebstyp liegt vor. Wieder ein gutes Beispiel dafür, daß es *den* Brustkrebs eigentlich gar nicht gibt. Unter diesem Begriff werden mehrere grundverschiedene Karzinomformen zusammengezogen, der Einfachheit, nicht der Richtigkeit halber. In der Praxis macht es aber einen großen Unterschied, ob eine mehr oder weniger bösartige Krebsform vorliegt.

Der Pathologe muß also Gewehr bei Fuß stehen, um dem Operateur die dringend benötigte Entscheidungshilfe zu liefern. Nicht nur durch die Begutachtung des verdächtigen Knotens, manchmal auch durch die Überprüfung von Lymphknoten in der Achselhöhle – ein wichtiger Anhaltspunkt dafür, wie weit die Aussaat von Krebszellen schon gegangen ist.

Für die Operateure bedeutet das Einschalten eines Pathologen ein zweistufiges Arbeiten. Zunächst entfernen sie den »unheimlichen« Gewebebezirk und reichen ihn umgehend dem Pathologen weiter. Das ist der erste Akt. Ihm folgt eine Pause, deren Länge von der Schnellschnitt-Diagnostik bestimmt wird. Erkennt der Pathologe auf eine gutartige Geschwulst, bleibt es beim ersten Akt. Bestätigt er aber den Krebsverdacht, folgt der zweite, weitaus zeitaufwendigere Akt: die *Brustkrebsoperation* mit dem wichtigsten äußeren Merkmal der Brustabnahme, der Amputation.

Es sollte jetzt nicht der Eindruck entstehen, daß die Operateure lediglich die Erfüllungsgehilfen der Pathologen sind. Das wäre ebenso falsch wie umgekehrt. Ohne Bestätigung durch den Pathologen wird heute aber wohl kein Operateur mehr eine ausgedehnte Radikaloperation durchführen. Die enge Zusammenarbeit der beiden Fachgebiete ist letztlich von Vorteil für die Patientinnen: die Irrtumswahrscheinlichkeit wird so verkleinert.

Die Tage nach der Operation sind für die meisten Brustkrebs-Patientinnen die schlimmsten. Nicht etwa, weil sie unerträgliche Schmerzen hätten – die sind nicht stärker als nach anderen Eingriffen. Die Beschwerden sind seelischer Natur. Kaum aus der Narkose aufgewacht, interessiert die Frauen – verständlicherweise – nur eine Frage: Mußte die Brust abgenommen werden? Der meist recht dicke Verband über der Operationswunde verhindert oftmals, daß sie sich die Antwort nach einem kurzen Blick auf die Brust selbst geben können. Auch wenn sie von ihrem Arzt noch so behutsam auf diesen Augenblick vorbereitet wurden, trifft sie die Enthüllung tief. Der Busen ist eben nicht irgendeine Drüse, sondern ein »Stück Weiblichkeit« mit allem, was dazugehört: Stolz, Selbstwertgefühl, sexuelle Erlebnisfähigkeit. Kriterien also, die mit Gesundheit, Überleben, chronischer Krankheit auf den ersten Blick nur wenig zu tun haben und deren Stellenwert an der neuen Situation neu gemessen werden muß. Daß viele Frauen nach der Brustamputation in eine echte Lebenskrise geraten, die zu anderen Maßstäben und Zielen zwingt, ist deshalb nicht verwunderlich.

Allein schaffen sie diese Neuorientierung nur schwer. Hier ist der Lebenspartner aufgefordert, mitzuhelfen, aber auch der Arzt, der weit mehr zu leisten hat als eine fachgerechte Krebsvor- oder -nachsorge. Er muß sich auch mit den persönlichen Nöten der Frauen in dieser Situation auseinandersetzen und psychologische Hilfestellung anbieten. Und die vielen Fragen, die den Frauen jetzt unter den Nägeln brennen, beantworten. Die Stunde der Wahrheit ist gekommen: Muß bereits mit Metastasen gerechnet werden? Sind noch weitere Untersuchungen nötig? Wie wird der weitere Verlauf der Krankheit eingeschätzt? Wie groß sind die Heilungschancen? Welche Spezialisten und welche Kliniken befassen sich besonders mit dieser Krebsform? Fragen über Fragen, die nicht un- oder nur ausweichend beantwortet werden dürfen. Häufig genug drücken sich Ärzte vor dieser Aufklärungsarbeit. Die amerikanische Krebsgesellschaft gibt für solche Fälle den ebenso plausiblen wie unerwarteten Rat: »Suchen Sie sich einen neuen Arzt!«

Für eine umfassende Aufklärung gibt es neben psychologischen auch wichtige medizinische Gründe. Allen voran der Plan für das weitere Vorgehen, etwa für eine *Nachbehandlung* mit Strahlen oder Medikamenten. Eine überzeugte, aktive Mitarbeit am Nachbehandlungsprogramm kann nur dann erwartet werden, wenn die Frauen wissen, worum es geht. Die Skala von möglichen Maßnahmen ist so breit gefächert, daß sie hier nicht im Detail erläutert werden kann; das würde den Rahmen eines »Vorsorge«-Buches sprengen.

An dieser vertrauensvollen Zusammenarbeit mit dem Krebsspezialisten hängt der Behandlungserfolg in großem Maße, Heilungschancen, die gewöhnlich unterschätzt werden.

Für das Stadium 1 – der Krebs ist auf eine Brustdrüse beschränkt – werden Fünf-Jahres-Heilungen von bis zu 90% angegeben, d. h., fünf Jahre nach der Operation konnte noch kein Rückfall festgestellt werden. Selbst wenn bereits die Lymphknoten in der Achselhöhle von der Aussaat des Krebses erreicht wurden, bleibt fünf Jahre nach der Operation noch jede zweite Frau frei von neuen Wachstumsschüben.

Diese Zahlen können sich durchaus sehen lassen. Sie werden um so besser, je frühzeitiger die Entartung bemerkt und beseitigt wurde. Vergleicht man diese Zahlen mit den Heilchancen bei anderen Krebsformen in anderen Organen, steht der Brustkrebs zusammen mit dem Gebärmutterhalkrebs an der Spitze der Heilchancen.

Weshalb viele Frauen mit der Krebsvorsorge auf Kriegsfuß stehen, hängt mit der Angst zusammen, eventuell eine Brust »opfern« zu müssen, sichtbar verstümmelt zu werden. Viele geheime Befürchtungen spielen dabei eine Rolle, die meisten lassen sich unter dem Oberbegriff Sexualängste zusammenfassen. Umfragen haben ergeben, daß die Frauen Sexualstörungen durch die Entfernung einer Brust eher erwarten als durch die Beseitigung der Gebärmutter.
Über solche Probleme freimütig zu sprechen, fällt vielen Frauen sehr schwer, besonders den verschlossenen, in sich gekehrten. Bei ihnen sollte der Arzt die Initiative ergreifen und eine Sexualberatung anbieten. Dankbar gehen diese Frauen erfahrungsgemäß darauf ein. Auffallend viele jüngere Patientinnen bestehen übrigens darauf, daß der Lebenspartner in das Aufklärungsgespräch vor der Operation und die Sexualberatung nach der Brustentfernung einbezogen wird.
Nun müssen sich die an Brustkrebs Operierten mit dem »Busen-Manko« nicht abfinden. Es läßt sich am einfachsten mit einem Spezialbüstenhalter überbrücken. Praktische Tips sollte der Arzt geben können. Daneben schließen sich immer mehr Frauen zu Selbsthilfeorganisationen zusammen, um ihren Leidensgenossinnen den Sprung in die neue Lebensphase zu erleichtern. Gerade die praktischen kosmetischen und die sexuellen Probleme können in einer solchen Gruppe von Betroffenen vorbehaltlos besprochen werden. Die Adresse der nächstgelegenen *Selbsthilfeorganisation* ist bei der Deutschen Krebshilfe oder bei der zuständigen Landeskrebsgesellschaft zu erfahren (siehe Adressenliste im Anhang). Erfahrungen in anderen Ländern, in denen solche Lebenshilfe-Aktionen schon seit langem existieren, sprechen dafür, daß auch hierzulande die Frauen zu solchen Zusammenschlüssen ermutigt werden sollten.

Besonders bewegt werden Brustamputierte von der Frage, ob sie sich einen *künstlichen Busen* vom plastischen Chirurgen »anfertigen« lassen sollen. Diese Möglichkeit beschäftigt die Betroffenen um so intensiver, je länger der Eingriff zurückliegt. Sie fühlen sich eines Hauptbeiwerks ihrer Weiblichkeit beraubt, nicht mehr als »richtige« Frau. Wieder im Bikini gehen zu können, wird für viele zum hartnäckigen Wunschtraum. Die plastischen Operateure können hier helfen. Moderne Techniken erlauben selbst nach Radikaloperation eine Rekonstruktion des Busens, wenngleich solche Nachoperationen sehr langwierig sein können. Ein Hauptgrund: durch die Radikaloperation ist die Haut über dem entfernten Busen knapp geworden. Der Operateur bringt auf dem Umweg über eine Hautverpflanzung dieses kostbare Gewebe an die Stelle, wo er es später für die Aufbauarbeit benötigt.

In welchen Fällen ein Busenersatz ratsam ist, müssen die Experten entscheiden. Die Tendenz geht dahin, daß bei begrenztem Tumorwachstum ein plastischer Eingriff schon bald anzuraten ist. Hatte das Karzinom schon die Achselhöhle erreicht, wird eine gewisse Wartezeit empfohlen, bis feststeht, daß nicht mit weiteren Wachstumsschüben gerechnet werden muß.

»Kernstück« des neuen Busens ist eine *Silikoneinlage*, die operativ unter die Brusthaut geschoben wird. Inzwischen liegt ein Sortiment mit den verschiedensten Größen solcher Silikonkissen vor; individuelle Gestaltung ist also möglich. Diese Einlage läßt Röntgenstrahlen durch – das ist wichtig für weitere Kontrollen. Die äußere Kontur gleicht dem ehemaligen Busen. Auch entstellen Narben die Neukonstruktion nicht. Die Schnittführung wird so gelegt, daß die feinen Narben später an versteckten Partien liegen.

Für viele Frauen ist erst nach einer solchen Operation die Welt wieder in Ordnung. Ein typischer Stoßseufzer: »Ich bin ja so froh, daß ich meine Figur behalten habe.«

Fall Paul – Lunge

Paul im dritten Frühling. Seine Arbeitskollegin Susanne, die »Supermieze« vom TÜV, deren Vater er beinahe sein könnte, heizt ihm gehörig ein. Der Flirt treibt seinem Höhepunkt zu. Paul kommt abends in Susannes Wohnung, um ihren Fernsehapparat wieder in Schuß zu bringen, aber auch um Brüderschaft zu trinken und sich überhaupt einmal so richtig hautnah kennenzulernen. Ein, zwei Küßchen in Ehren – dabei bleibt es aber auch. Mehr ließ sein Husten nicht zu, der sich im Laufe des Abends zu Anfällen steigerte und Pauls Schäferstündchen vereitelte. Resigniert gesteht er Susanne, daß er sich das Rauchen gerade wieder einmal abgewöhnt habe, wegen der immer quälender werdenden Hustenanfälle. Der gute Vorsatz war jedoch nicht sehr langlebig. So ein vielversprechender Abend ohne Zigaretten – das hielt er nicht aus. Rasch wurde er rückfällig, kam wieder in seinen Rhythmus, ein 40-Zigaretten-pro-Tag-Rhythmus. Aber sie wollten ihm einfach nicht mehr so schmecken wie früher mit siebzehn, als er zum ersten Glimmstengel gegriffen hatte. Der Husten verleitete ihm das Rauchvergnügen. Paul verabschiedete sich von Susanne, obwohl seine geheimen Wünsche noch längst nicht erfüllt waren. – Zu Hause peinigen ihn nicht etwa Gewissensbisse, sondern weitere Hustenanfälle. Die ganze Nacht über keucht und bellt er. Der Hustensaft bringt keine Linderung. Am Morgen wird es Pauls Frau zu bunt, auch sie hat wegen der Hustensalven ihres Mannes kein Auge zugetan. Es muß etwas geschehen, das kann keine Erkältung mehr sein, wie Paul immer beschwichtigend erklärt. Ziemlich unverblümt erinnert sie ihren Mann an seinen Vater, bei dem es genauso angefangen hatte. Schließlich wurde Lungenkrebs festgestellt. Sie gibt nicht nach, bis Paul einwilligt, den Werksarzt aufzusuchen. Er hält sein Versprechen. Bei den Fragen nach den Rauchgewohnheiten lügt er den Arzt aber kräftig an. Vor einem halben Jahr schon habe er aufgehört und früher nicht mehr geraucht als 15, 20, gibt er zu Protokoll. »Ja, und dann die Hustenattacken«, ergänzt er auf die gezielten Fragen des Arztes, »auch morgens. Da bin ich auch immer ganz verschleimt.« Der Werkarzt untersucht ihn, klopft seine Lunge ab und hört ihn dann mit seinem Stethoskop ab. Kein Zweifel, deutliche Rasselgeräusche in der Lunge. Auf eine Erkältung ist Pauls Zustand nicht zurückzuführen, keine Rötung im Hals-Rachen-Raum, keine typische Schleimhautschwellung. Dahinter kann viel stecken, auch Krebs. Deshalb überweist der Arzt Paul in die Klinik. Röntgenaufnahme und Bronchoskopie, die direkte Untersuchung der Luftröhre und Bronchien mit einem röhrenförmigen Instrument, bringen die letzten Hinweise für die Diagnose: chronische Bronchitis. Paul wird zur Kur geschickt, an die See. Die Arbeitskollegen kommen ihn besuchen, wollen wissen, ob er schon einen »Kurschatten« gefunden hat. Übrigens, Susanne läßt schön grüßen . . .

Die Lunge ist für den Gasaustausch verantwortlich, nimmt energiespendenden Sauerstoff auf und gibt das »Schlacken-Gas« Kohlendioxyd ab. Diese *Austauschprozesse* laufen in den feinen Lungenbläschen ab, die in unvorstellbar großer Zahl vorhanden sind. Diese *Lungenbläschen* (die Alveolen) grenzen an haarfeine Blutgefäße, die die Gase ab- bzw. aufnehmen. Zwischen Blut und Luft liegt nur noch ein dünnes Häutchen, eine Membran. Die Alveolen sind die Endstationen des Atemweges, der im Rachen beginnt, über den Kehlkopf in die Luftröhre führt, sich dort in die Hauptbronchien teilt und dann, sich immer weiter verästelnd und verkleinernd, die Lungenbläschen erreicht.

Die beiden Lungenflügel können mit Bäumen verglichen werden, Stämme, Äste und Zweige innen hohl. Die Alveolen würden dann den Blättern entsprechen. Dazwischen schlängeln sich noch Kletterpflanzen, das wären in diesem Vergleich die Blutgefäße, die kohlendioxydreiches Blut an- und sauerstoffreiches Blut wieder abtransportieren.

„Saubermacher“ der Lunge

Wie es bei Paul innen, in der Lunge, aussieht, ist alles andere als erfreulich. Seine langjährige Kettenraucher-Vergangenheit hat kräftige Spuren hinterlassen, schwarze Spuren. Die abgelagerten Rauchpartikeln geben seiner Lunge einen Hauch von Müllhalde und Kohlenbergwerk. Das Selbstreinigungsystem funktioniert schon lange nicht mehr richtig, es wurde durch die Raucheinwirkung mehr und mehr lahmgelegt. In einer Art Selbstschutzaktion produzieren die Atemwege dann mehr *Schleim*, in dem sich die Staubpartikeln fangen können. Diesen Schleim wieder loszuwerden, macht dann aber Schwierigkeiten. Normalerweise würde er von den *Flimmerhärchen*, die überall die Luftstraßen säumen, in Richtung Mund abtransportiert. Chronische Raucher aber müssen auf diese Reinigungsstaffel verzichten; sie haben sie selbst ausgeschaltet, zerstört. Ihnen bleibt nur noch der Husten, der Reizhusten, der sich dann allmählich zum typischen Raucherhusten auswächst.
Von diesen Flimmerhärchen, ihrer unermüdlichen Arbeit und ihrem Leistungspensum, nimmt man gewöhnlich erst Notiz, wenn sie beschädigt sind. Dann spürt man ihr Ausfallen durch den verstärkten Hustenreiz. Diese mikroskopisch kleinen Härchen arbeiten wie automatische Staubwedel. Ihre Bewegung ist nach außen, zum Rachen hin, gerichtet und ihre Aktivität geradezu unvorstellbar: Sie kehren ca. 18- bis 30mal pro Minute, und zwar in einem gemeinsamen Rhythmus, staubbeladene Schleimkügelchen aus den Atemwegen hinaus.

Bei »staubigen« Berufen und speziell bei Rauchern wird dieses phänomenale Reinigungssystem besonders gefordert, sogar überfordert. Dazu einige Zahlen. Das Rauchen einer Standardzigarette ergibt etwa 350 bis 420 Milliliter (d. h. 0,4 Liter) Tabakrauch. Schon in einem Tausendstel Liter Tabakrauch lassen sich 200 bis 500 Millionen Staubteilchen nachweisen. Somit darf die Anzahl der Staubpartikel, die beim Verrauchen einer Zigarette entsteht, auf stolze 180 bis 190 Milliarden geschätzt werden. Filterzigaretten lassen immerhin noch rund 100 Milliarden durch. Zwischen 60 bis 90 Prozent dieser zum Teil winzig kleinen Partikel gelangen bis zu den Bronchialwegen und werden dort vorübergehend festgehalten. Eine Hochrechnung besagt, daß Kettenraucher mit einem Konsum von 20 Zigaretten 20 Jahre lang insgesamt 4 bis 5 Kilogramm Rauchkondensat aufnehmen, vorausgesetzt, sie inhalieren beim Rauchen. Umgerechnet entspricht dies einem Gewicht von 10 Kohlen-Briketts à 500 Gramm (zitiert nach O. P. Schmidt, Bad Reichenhall).

Der *Selbstreinigungsprozeß* mit Hilfe der Flimmerhaare fällt bei Rauchern schon einige Minuten nach Beginn der Inhalation größtenteils aus. Das ist eine direkte Gifteinwirkung des Rauchs, was schließlich nach Jahren dazu führt, daß die Flimmerhärchen abgebaut werden. Ein Selbstmord im kleinen, der nicht ohne Folgen bleiben kann. Ein wichtiger Schutz der Lunge ist ausgefallen und kann nur durch das Abhusten teilweise ausgeglichen werden. Die Zellauskleidung, die Schleimhaut der Atemwege, ist damit gefährlichen Reizen stärker ausgeliefert.

Die Lunge verfügt aber noch über andere »Saubermacher«, über Zellen, die den eingeatmeten »Dreck« auflösen oder ihn, wenn das nicht geht, ablagern, wo er nicht stört. Der direkte Kontakt der Lunge mit der Umwelt zeigt auch schon die Anfälligkeit, die Gefährdung. Zum einen muß das Atemsystem mit den zahllosen Krankheitserregern fertig werden, die über die Luft in die Bronchien wirbeln. Daß dies nicht immer gelingt, beweisen die häufigen akuten Infekte, aber auch die chronische Bronchitis, ein weitverbreitetes und in seiner Gefährlichkeit oftmals unterschätztes Krankheitsbild. Zum anderen jedoch gelangen zahlreiche Substanzen in die Lunge, die als krebsauslösend oder kanzerogen, wie die Fachleute sagen, erkannt worden sind. Eine von Tag zu Tag länger werdende Liste von chemischen Verbindungen, die uns die moderne Zivilisation in dieser Fülle beschert hat.

Lungenkrebs – berufsbedingt

Einen der ersten Hinweise auf die krebsauslösende Wirkung von »Umweltgiften«, um ein modernes Schlagwort zu gebrauchen, haben Bergarbeiter geliefert, speziell jene, die radioaktiven Strahlen ausgesetzt waren. Aufgedeckt wurden diese Zusammenhänge beim sogenannten Schneeberger und Joachimsthaler Lungenkrebs. Die in allen Lehrbüchern der Medizin als Marksteine verewigten Fälle zeigten etwas Gemeinsames: Die Bergarbeiter waren 20 bis 30 Jahre den Strahlen aus der Uranpechblende ausgesetzt, bevor das Krebswachstum aufgedeckt wurde.
Inzwischen beinhaltet die Liste der Berufskrankheiten auch schon einen Abschnitt über Lungenkrebs, der bei bestimmten Arbeiten gehäuft auftritt. Die Kernfrage dabei umschrieb Prof. Dr. Herbert Blaha, Lungenspezialist in Gauting bei München, so: »Das Problem liegt häufig darin, daß die Beschäftigung mit gewissen Substanzen sowohl dem Gefährdeten als auch dem Arzt unbekannt ist.«
Zwei Beispiele dafür: Von *Arsen* weiß man, daß es eine hochgiftige Substanz ist, die in so manchem Krimi eine Hauptrolle spielt. Arsen zählt auch zu den kanzerogenen (krebserzeugenden) Stoffen. Mit kleinen Arsenmengen

kommen verschiedene Berufszweige unfreiwillig in Berührung: Weinbauern, Metallschmelzer, Landwirte, Arbeiter in Fabriken, die Schädlingsbekämpfungsmittel herstellen sowie Pelzarbeiter. Bei ihnen ist das Lungenkrebsrisiko erhöht.

Ähnlich die Situation beim *Asbest*. Schwierig zu sagen, welche Materialien Asbestbeimengungen aufweisen. Oft ist das nicht einmal dem Hersteller, geschweige denn dem Arbeiter und schließlich dem Verbraucher bekannt: Unterbodenschutz, Isolierplatten, Drainageröhren, »Glaswolle«, Schutzanzüge, Kalkfilter, Spanplatten oder schalldämpfende Platten können Asbest enthalten oder enthalten dieses Karzinogen, das inhaliert wird und erst nach einer »stummen« Phase von einigen Jahren oder Jahrzehnten Lungenkrebs auslösen kann. Wie hoch dieses Risiko genau ist, wieviel Asbest man eingeatmet haben muß, um Lungenkrebs zu bekommen, läßt sich aber derzeit nicht beantworten.

Eine große praktische Bedeutung hat auch das *Chrom* erlangt, ebenfalls ein Karzinogen, das von den Arbeitern in chromverarbeitenden Betrieben eingeatmet wird. Sie tragen zweifellos ein größeres Risiko, ähnlich wie ihre Kollegen, die mit *Nickel* oder *Teerdämpfen* zu tun haben. Die Gefährdung durch radioaktive Strahlung wurde bereits erwähnt. Alle diese Berufsgruppen, die mit karzinogenen Substanzen in Berührung kommen, brauchen jetzt nicht an ihr Testament zu denken, sondern daran, daß sie regelmäßig zur Kontrolluntersuchung gehen und Lungenbilder anfertigen lassen. Das wird in der Regel schon vom Betriebs- oder Werksarzt veranlaßt, der aber letztlich auf die überzeugte Mitarbeit der Betroffenen angewiesen ist. Die Röntgenuntersuchung, wir werden dies noch ausführlich erläutern (siehe Seite 81), ist die einzige im großen Stil anwendbare Methode, die den Lungenkrebs relativ zuverlässig aufdecken kann.

Zu den berufsbedingten Risiken kommen aber noch zahlreiche, denen man sich selbst aussetzt. Allen voran das Rauchen, speziell das Zigarettenrauchen. Es ist hinreichend bewiesen, daß im Zigarettenrauch sogar mehrere Karzinogene vorkommen. Berge von Statistiken liegen vor, die Zusammenhänge zwischen der Menge der täglich gerauchten Zigaretten und dem Lungenkrebsrisiko nahelegen. Je mehr man raucht, um so schneller stirbt man, heißt es. Auffallend ist, daß Raucher nicht nur bösartige Geschwülste in der Lunge bekommen, sondern entlang der ganzen »Rauchstraße«: Lippen- und Zungenkrebs, Kehlkopf- und Luftröhrenkrebs und natürlich Lungenkrebs kommen bei ihnen häufiger vor als bei Nichtrauchern.
Ganz nebenbei: Raucher gehen auch ein größeres Risiko ein, einen Herzinfarkt oder Schlaganfall zu bekommen oder einen Verschluß der großen Beinschlagader (Stichwort: Raucherbein).
Bei der Auslösung eines Lungenkrebses scheint eine Dosis-Wirkung-Beziehung zu bestehen: Je mehr geraucht wird über viele Jahre, um so größer die Gefährdung. Eine grobe Schätzzahl: Starke Zigarettenraucher – unser »Fall Paul« fällt sicher darunter – erkranken 25mal häufiger an Lungenkrebs als Nichtraucher.
Eine Sonderentwicklung spielt sich in dieser Hinsicht gerade bei den Frauen ab. Betrug noch vor wenigen Jahren das Verhältnis Männer zu Frauen 8:1, d. h. auf acht Lungenkrebsfälle bei Männern kam nur einer bei Frauen, so verschiebt sich dieses Verhältnis allmählich zu ungunsten der Frauen. Tatsache ist auch, daß die Frauen erst seit etwa einem Jahrzehnt den Duft, der die Welt noch größer und weiter macht, entdeckt haben und offenbar an diesem Laster immer mehr Gefallen finden. Was liegt näher, als beide Feststellungen zu verknüpfen: Lungenkrebse (und

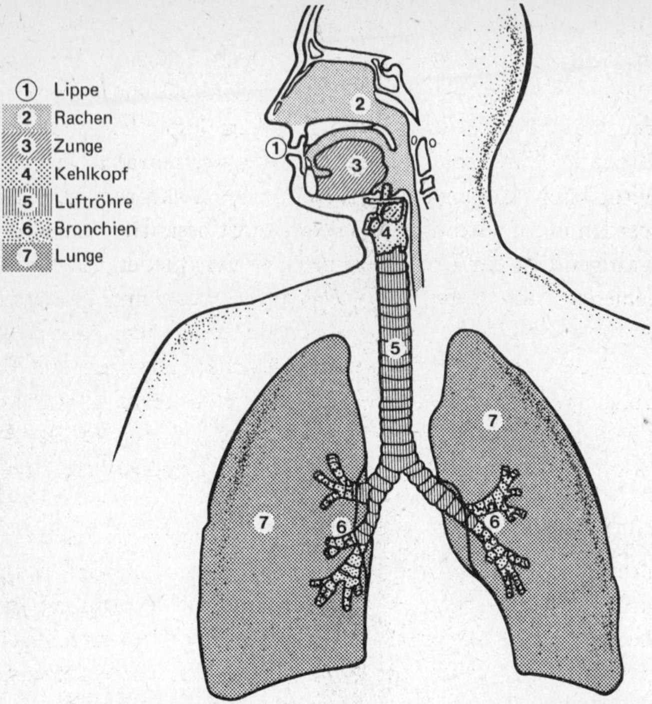

Die »Raucherstraße«. Dem Zigaretten-, Zigarren- oder Pfeifenrauch sind ausgesetzt: Lippen, Zunge, Rachen, Kehlkopf, Luftröhre, Bronchien und Lungenbläschen. Besonders bei Rauchern entstehen entlang dieser Atemwege Krebse.

auch Herzinfarkte) der Frauen werden häufiger, weil auch ihr Zigarettenkonsum ansteigt. Vieles spricht für diese Deutung, sie sollte aber dennoch nicht überbewertet werden. So einfach, wie es die Statistiken darstellen, sind die Dinge in Wirklichkeit nicht. Daß Zigarettenrauch zu den wichtigsten Lungenkrebs auslösenden Faktoren gezählt werden muß, wird nicht mehr ernsthaft bestritten, zu überwältigend ist der Datenberg aus den verschiedensten Fachgebieten, der gegen die Zigaretten zusammengetragen wurde, wenn auch – das sollte nicht unter den Tisch fallen – der tierexperimentelle Beweis, daß Zigarettenrauch Lungenkrebs hervorruft, bis heute noch aussteht. Das mag freilich an der Schwierigkeit der Versuchsanordnung liegen (wie soll man die Rauchgewohnheiten des Menschen auf ein Tier auch nur annähernd übertragen?).

Jedenfalls kann eine Feststellung der Vorsorgemediziner nicht nachdrücklich genug betont werden: Der einfachste und effektivste Weg, den Lungenkrebs zu bekämpfen, ist die Bekehrung der Raucher. Es gibt in der Tat keine billigere Medizin gegen den Lungenkrebs als das Rezept, Nichtraucher zu werden – und zwar für immer, nicht nur zeitweilig.

Das Kapitel Rauchen gäbe Stoff für ein ganzes Buch. Immerhin wird nicht erst seit heute gegen das Rauchen gewettert, die Schimpfkanonaden dröhnen uns schon seit vielen Jahren im Ohr. Die Auseinandersetzung mit dieser Problematik brachte die seltsamsten Auswüchse. Erst führte man in einigen Internaten Rauchzimmer ein, um wenigstens diesem Befriedigungstrieb der Jugend freien Lauf zu lassen, dann wollte man sie wieder abschaffen und tat es auch teilweise.

Einige fanatische Nichtraucher glaubten sogar den Bundeskanzler gerichtlich belangen zu können, weil er sich im Fernsehen mit Pfeife zeigte und damit ein schlechtes Vor-

bild abgab, ja geradezu als Reklame-Star für die Pfeifen/Tabakindustrie wirkte, so wurde unterstellt. Die Lager sind gespalten, wie mittlerweile auch die Flugzeuge in Raucher- und Nichtraucher-Reihen.
Mit Agitation, Publikumsbeschimpfung oder Diskriminierung der Raucher kann meines Erachtens keine Tragfläche für ein anderes Gesundheitsbewußtsein gebaut werden. Was wir brauchen, ist eine besser durchdachte und überzeugender vorgebrachte Gesundheitserziehung »von der Pike auf«, vom Kindergarten an. Vor allem müßten die Sinne gegen die »geheimen Verführer« geschärft werden, gegen die raffiniert ausgeklügelte Konsumwerbung, die nicht nur Ware, sondern Träume verkauft, den Traum vom Supermann, vom Abenteuer, vom Trostspender, der alles wieder in Ordnung bringt.
Natürlich gibt es wertvolle Hilfen für Raucher, die abspringen wollen, Entwöhnungskurse der verschiedensten Art. Ihre schwache Stelle: die Langzeitergebnisse. Viele Kursteilnehmer schaffen es doch nicht, werden nach einem halben oder nach einem Jahr rückfällig. Kettenraucher sind Süchtige, schwer zu heilen. Aber der Versuch lohnt sich.

Eine Zwischenbilanz

Der Lungenkrebs, die häufigste Krebsform des Mannes, kann durch zahlreiche *äußere Faktoren* begünstigt werden; u. a. durch Substanzen, von denen nachgewiesen ist, daß sie Krebs auslösen können – man spricht von Karzinogenen. Arbeiter, die mit Chrom, Nickel, Asbest, Teerdämpfen und radioaktiven Substanzen lange Zeit zu tun haben, sind besonders gefährdet. Sollten sie einen Lungenkrebs bekommen, wird er als *Berufskrankheit* anerkannt – ein schwacher Trost, fürwahr. Sie sind besonders aufgerufen, regelmäßig zur *Röntgenkontrolle* zu gehen, wie es auch der

Betriebs- oder Werksarzt empfiehlt. Wie groß ihr Risiko letztlich ist, hängt entscheidend auch von anderen Faktoren ab, so zum Beispiel: ob sie Kettenraucher sind, in einer Großstadt mit turbulentem Verkehr wohnen (die Abgase enthalten auch Karzinogene) und schließlich, ob in der Familie schon Lungenkrebs aufgetreten ist und somit eine Veranlagung nicht auszuschließen ist. Erst die Summe und die Intensität der Faktoren, wie stark und wie lange die einzelnen Einflüsse einwirken, machen das *Gesamtrisiko* aus.
Zahlreiche Wissenschaftler sind aber auch davon überzeugt, daß starkes Rauchen allein schon genügt, um Lungenkrebs auszulösen.
Hier eine Risikostaffel:
10 Zigaretten pro Tag steigern das Krebsrisiko auf das Achtfache, 15 bis 24 Zigaretten auf das 20fache, stärkere Raucher, also die bekannten Non-stop-Qualmer, weisen ein 30faches Risiko auf.

Risikofaktor Alter

Eine entscheidende Rolle in der Lungenkrebsentstehung spielt zweifellos das Alter. Mit steigender Lebenserwartung nimmt auch diese Krebsform zu. Der Häufigkeitsgipfel des Lungenkrebses umfaßt die Altersgruppen *zwischen 60 und 85*, am stärksten betroffen sind die 70 bis 75jährigen. Wie an den Berufskrebsen nachgewiesen werden konnte, dauert es oft 20 bis 30 Jahre, bis sich die Zellen zur aggressiven Entartung »entschließen«; daher haben früher, als die Lebenserwartung niedriger war, viele Männer den Ausbruch des Krebses nicht mehr erlebt. Heute wird das Alter von einigen Experten als eigenständiger Risikofaktor angesehen.
Eine zwar einleuchtende, aber wissenschaftlich noch nicht ausreichend belegte Erklärung hierfür: Im Alter lassen die

Abwehrkräfte nach, die im Laufe des Lebens »wild gewordene« Zellen einfach vernichten, regelrecht auffressen, so wie auch Bakterien oder Viren von bestimmten Zelltrupps der Körperabwehr gekillt und verdaut werden. Man glaubt sogar, daß jeden Tag irgendwo im Körper eine Zelle aus der Rolle fällt, sich nicht mehr an das vorgegebene Programm hält und eigene Wege gehen würde, käme nicht das Abwehrsystem dieser Extratour zuvor. Die Stoßtrupps der Abwehr machen kurzen Prozeß, merzen die eigenbrötlerischen Zellen einfach aus. Im Alter aber, so wird vermutet, läßt die Aktivität dieser Körperpolizei nach; entartete Zellen werden an der Vermehrung nicht mehr gehindert.

Am Anfang keine typischen Hinweise

Besonders heimtückisch am Lungenkrebs ist sein uncharakteristisches Verhalten in der Anfangsphase seines Wachstums. Es gilt der Lehrsatz: »Auf typische Zeichen eines Lungenkrebses warten, heißt, die rechte Zeit für die Diagnose versäumen.« Gerade bei den Rauchern macht die Erkennung große Schwierigkeiten, fallen doch bei ihnen Hinweise wie Husten und Auswurf (Abhusten des vermehrt gebildeten Schleims) kaum auf. Was einen eingefleischten Kettenraucher »auszeichnet«, ist sein Reizhusten. Und viele von ihnen entwickeln, wie auch in unserem »Fall Paul«, eine chronische Bronchitis. Hinter diesen Erscheinungsbildern kann sich auch ein Lungenkrebs verbergen. Hellhörig sollte man werden, wenn sich ein Raucherhusten verstärkt, in regelrechte Attacken übergeht. Das kam bei Paul sehr deutlich heraus: seine Hustenanfälle wurden so stark, daß nachts selbst seine Frau gestört wurde.
Manche Patienten geben an, sie hätten beim Husten ein seltsames Fremdkörpergefühl in der Brust. Was sie noch mehr schockt: wenn der Auswurf rötlich-braun aussieht.

Das sind *Alarmsymptome,* die auf viele Lungenkrankheiten hindeuten können, auch auf ein bösartiges Wachstum. Noch eine andere Maske, hinter der sich der Lungenkrebs verbergen kann: »Grippe«. Klingt eine Erkältung mit kräftigem Husten und Fieber nicht rasch ab, ist Vorsicht geboten. Überhaupt sollte man die alte Faustregel beherzigen: Ist ein Husten nach drei Wochen nicht ausgeheilt, sollte man einen Arzt aufsuchen. In der Mehrzahl der Fälle wird er andere Hintergründe für diesen hartnäckigen Husten aufdecken, manchmal aber auch Lungenkrebs. Zusätzliche Informationen kann noch die Beobachtung des Körpergewichts geben. Deutliche Gewichtsabnahme ohne Änderung der Eßgewohnheiten sollten ebenso dem Arzt mitgeteilt werden wie Erschöpfungsgefühle, Leistungsabfall.

Welche Fragen dem Arzt bei der Vorsorgeuntersuchung der Lunge beantwortet werden sollen, ist umstehender Tabelle zu entnehmen, die Prof. Dr. med. Ingo Vogt-Moykopf, Thoraxchirurgische Klinik, Heidelberg, zusammengestellt hat.

Man muß einfach »daran denken«, daß auch eine bösartige Geschwulst hinter den so völlig unverbindlichen Krankheitszeichen stecken kann, Allerweltssymptome, die bei einer Tuberkulose ebenso auftreten wie bei der chronischen Bronchitis oder vielen anderen Leiden. In jedem Fall ist es wichtig, die Ursachen der Beschwerden zu ergründen.

Die Diagnoseleiter

Die erste Stufe ist das *Röntgenbild des Brustkorbs,* ein Standardverfahren, das helfen soll, den Verdacht zu überprüfen. An dieser Stelle muß – wie schon so oft – vermerkt werden, daß Lungenkrebs ein Sammelbegriff für sehr verschiedene Krebstypen mit ganz unterschiedlichen Eigenheiten ist. Mindestens die Hälfte der Lungenkrebse schlägt ihre Wurzel an den Hauptbronchien. Für den Arzt, der das Röntgenbild zu beurteilen hat, bedeutet dies, daß er den Krebsherd in einem Bezirk suchen muß, der mit Informationen völlig überladen ist. Denn im Bereich der Hauptbronchien liegen schon mehrere »Verschattungen«, der Herzschatten, die Konturen der großen Gefäße und des Bronchialbaums, um nur einige zu nennen. In diesen »Schattenspielen« noch ein kleines Krebsnest auszumachen,

---

Vorsorgeuntersuchung der Lunge

Personaldaten

Bitte beantworten Sie die Fragen:

1. Rauchen Sie?

Zigaretten: ☐ nein ☐ bis 20 täglich ☐ mehr als 20
Pfeife/Zigarren: ☐ nein ☐ gelegentlich ☐ regelmäßig

2. Husten Sie?

☐ nein ☐ gelegentlich ☐ häufig

3. Ist der Husten stärker geworden?

☐ nein ☐ ja

4. Haben Sie beim Husten braune oder rote Beimengungen?

☐ nein ☐ gelegentlich ☐ häufig

5. Haben Sie Fieber?

☐ nein ☐ ja

6. Schwitzen Sie nachts?

☐ nein ☐ leicht ☐ stark

7. Haben Sie Gewichtsverlust?

☐ nein ☐ leicht ☐ stark

8. Haben Sie Luftnot?

☐ nein ☐ gelegentlich ☐ stark

9. Haben Sie Brustschmerzen?

☐ nein ☐ gelegentlich ☐ stark

10. Hat Ihre Leistungsfähigkeit nachgelassen?

☐ nein ☐ ja

erinnert an die berühmte Nadel im Heuhaufen. Erst wenn größere Organschäden auftreten, wenn etwa ein Zweig des Röhrensystems der Bronchial-»Luftleitung« verschlossen ist, zeigt auch das Röntgenbild diese Spuren. Viel leichter gestaltet sich die Jagd nach den sogenannten *peripheren Lungenkrebsen,* jene Formen, die weit weg von der Brustmitte in den Randgebieten der Lunge zu sprießen beginnen. Sie fallen auf dem Röntgenbild schon mit einem Durchmesser von einem knappen Zentimeter auf und lassen sich außerdem mit guten Heilchancen operativ entfernen. Allein aufgrund einer Röntgenaufnahme kann aber noch keine Diagnose gestellt werden, allenfalls bestätigt sie einen Verdacht. Den gilt es dann weiter zu klären. Wichtig: Der Verdacht auf Lungenkrebs bleibt bestehen, solange nicht das Gegenteil bewiesen ist.

Die zweite Stufe auf der Diagnoseleiter: die *Bronchoskopie.* Mit einem stabförmigen Instrument werden dabei Luftröhre und abführende Luftwege (Bronchien) untersucht. Auf diese Weise sieht der Spezialist die Beschaffenheit der Luftröhren- und Bronchialschleimhaut und kann – trifft er auf verdächtige Stellen – Gewebeproben oder auch Sekretproben entnehmen. Natürlich geht diese innere Spiegelung der Atemwege in Narkose vor sich, und zwar in Vollnarkose.

Die entnommenen Zellen und Gewebe werden vom Pathologen untersucht, der die Absichten der Zellen erkennen kann: ob sie »entartet« sind oder harmlos, normal. Lautet der Befund Krebs, muß der Behandlungsplan festgelegt werden. Die anstehenden Fragen: Läßt sich die Geschwulst noch operativ ausräumen, oder liegen bereits Tochtergeschwülste vor? Soll es mit einer massiven *Chemotherapie* versucht werden, die den Patienten zwar einige Wochen lang stark belastet, aber doch eine deutliche Lebensverlängerung erreichen kann: Kein qualvolles Dahinsiechen, sondern eine wesentliche Besserung des Allgemeinbefindens mit Gewichtszunahme, Leistungssteigerung und Verminderung von Husten und Auswurf. Die Chemotherapie verlangt jedoch große Erfahrung des Arztes mit dieser Therapie und sollte auch nur von einem Spezialisten durchgeführt werden.

Zur Diskussion steht noch die *Strahlenbehandlung*, die ebenfalls bei bestimmten Krebsformen gute Ergebnisse erzielen kann. Daß kein einheitliches Behandlungsschema möglich ist, liegt an den vielfältigen Erscheinungsformen des Lungenkrebses. Viele Faktoren müssen berücksichtigt werden: welcher Krebstyp überhaupt vorliegt, wie weit er schon vorgedrungen ist, und nicht zuletzt, wie belastbar der Patient noch ist, d. h., ob ihm aus Altersgründen oder aufgrund seines Allgemeinbefindens eine eingreifende Behandlung noch zugemutet werden kann.

Dic Langzeitergebnisse beim Lungenkrebs sind aber immer noch nicht so gut wie bei anderen Krebsen, etwa dem Brust- oder Gebärmutterkrebs der Frau. Dennoch wäre es falsch zu glauben, es sei ohnehin alles sinnlos. Der Chirurg ist in der Lage, in einer Reihe von Fällen nicht nur Linderung, sondern manchmal sogar echte Heilungen zu erzielen, und auch die Chemotherapeuten schaffen vernünftige Lebensverlängerungen. Die besten Ergebnisse werden erzielt, wenn die Krebsspezialisten aus den verschiedenen medizinischen Fachgebieten sich zusammensetzen und beraten, welche Behandlungsform in jedem Einzelfall die geeignetste ist. Dies geschieht mehr und mehr in den onkologischen (auf Krebs spezialisierten) Arbeitskreisen der großen Kliniken und Krankenhäuser wie auch in den sogenannten Tumorzentren, die vorwiegend an den Universitäten eingerichtet worden sind.

Der Lungenkrebs ist die Krebstodesursache Nummer 1 des Mannes. In der Bundesrepublik erliegen ihm jährlich schon fast 25 000 Personen, und die Experten glauben, daß es in Zukunft noch mehr sein werden. Auffällig auch die Zunahme dieses Krebses bei Frauen. Eine der Hauptursachen dafür ist sicher im *Zigarettenkonsum* zu suchen. Aber es kommen noch zahlreiche andere begünstigende Momente in Frage, z. B. der berufsbedingte Kontakt mit Substanzen, die als krebserzeugend entlarvt worden sind (Karzinogene). Auch die *Umweltgifte* sollen eine Rolle spielen, speziell die Autoabgase, die in den Großstädten gefährliche Konzentrationen erreichen. Nicht zu vergessen *das Alter*. Die meisten Lungenkrebsfälle treten *nach dem 50. Lebensjahr* auf.
Die einfachste Maßnahme, den Lungenkrebs wirkungsvoll zu bekämpfen, wird in der Vermeidung von krebsauslösenden Faktoren gesehen, allen voran der Zigaretten. Allein die Verminderung des täglichen Zigarettenkonsums wie auch das Umsteigen auf Filterzigaretten, Pfeife oder Zigarren kann schon etwas bringen: Die ständige Reizeinwirkung gefährlicher Substanzen auf die Schleimhaut der Atemwege, der »Rauchstraße«, wird auf diese Weise abgeschwächt. Noch besser wäre allerdings der gänzliche Verzicht auf das Rauchen, daran gibt es keinen Zweifel.
Rein statistisch gesehen sind Kettenraucher Selbstmörder. Die Wahrscheinlichkeit, daß sie an diesem so außerordentlich heimtückischen und schwer behandelbaren Krebs erkranken, grenzt ab einer bestimmten Tagesration an Sicherheit. Das ist überspitzt ausgedrückt, kommt offenbar den tatsächlichen Verhältnissen aber sehr nahe.
Es sollte alles unternommen werden, um es den Rauchern so leicht wie möglich zu machen, auf ihr Laster zu verzichten. Entwöhnungskurse bieten sich dazu an.
Nicht minder großer Anstrengungen bedarf es allerdings,

Jugendliche vom Rauchen abzuhalten. Das kann nicht mit Befehlen und Zwängen erreicht werden, schon gar nicht mit Verleumdung, sondern ausschließlich über eine bessere Gesundheitserziehung oder – wenn der Begriff »Erziehung« zu oberlehrerhaft klingt – über ein geschärftes Gesundheitsbewußtsein. Vor allem müßte die Kritikfähigkeit gegenüber der Konsumwerbung gefördert werden.

Was kann aber der einzelne tun, der zur Risikogruppe zählt? Eine konkrete Empfehlung: Alle Raucher, die jahrzehntelang mehr als 20 Zigaretten täglich verpafft haben, sollten *ab 40 regelmäßig den Arzt aufsuchen.* Dieser kann dann entscheiden, welche Erkennungsmethode eingesetzt wird. In Frage kommt in erster Linie eine *Röntgenaufnahme* des Brustkorbs.

Ähnliches gilt für alle Arbeiter, die in ihrem Beruf durch *krebsauslösende Substanzen* gefährdet sind. Sie sollten sich zunächst mit ihrem Werks- oder Betriebsarzt unterhalten, um den Grad ihrer Gefährdung, ihr Risiko zu erfahren. Danach wird dann auch ein Vorsorgeprogramm festgelegt. Wohlgemerkt: Das Risiko steigt mit der Anzahl der Risikofaktoren. Wer schon beruflich belastet ist, sollte es sich zweimal überlegen, ob er zusätzlich noch rauchen muß!

Ganz generell: Wir müssen mehr Risikobewußtsein entwickeln. Wenn wir schon eine Gefährdung der Gesundheit auf uns nehmen oder nehmen müssen, sollten wir um so genauer über die Folgen und die möglichen Vorsorgemaßnahmen Bescheid wissen.

Fall Siegfried – Magen-Darm

Autoprüfstand beim TÜV. Siegfried, der Inspekteur, wird wieder einmal richtig angeflegelt. Ein Autofahrer schimpft maßlos, weil ihm die Kontrolle zu lange dauert, und als Siegfried ihm wegen eines Risses im Rahmen die begehrte TÜV-Plakette verweigert, geht er in die Luft. Siegfried ist aber anscheinend nicht aus der Ruhe zu bringen. Er meistert die Situation. Daß seine Beherrschung nur äußerlich ist, wissen lediglich seine Kollegen und er selbst. Innerlich brodelt er vor Wut über den unverschämten Kunden. Seine Kollegin Gisela hält für solche Fälle schon einen Pfefferminztee bereit; Kaffee verträgt er seit einiger Zeit nicht mehr. Bei Gisela kann er sich auch ausweinen. Er klagt über seine Magenschmerzen, aber auch über seine Ehe, die nicht so läuft, wie er sich das vorgestellt hat. Außerdem steht er vor der Ingenieursprüfung und muß dafür viel büffeln. Siegfried spürt, daß sich ihm jede Aufregung, jeder Ärger auf den Magen schlägt. Während seine Kollegen mal kräftig Dampf ablassen und auf den Tisch hauen, frißt er alles in sich hinein. Wenn's weh tut, müssen Tabletten herhalten. Er hat sie immer griffbereit bei sich und braucht sie auch immer häufiger. Seine Frau hält diese »Magengeschichte« für ein Ablenkungsmanöver, eine Ausrede. Sie als berufstätige Frau glaubt, ihr Mann möchte sich damit nur vor einer Mithilfe im Haushalt drücken. Überhaupt fühlt sie sich vernachlässigt. Für seine Probleme hat sie kein Verständnis. Es kommt, wie es kommen muß: Die Auseinandersetzung schaukelt sich hoch, bis die wahren Gründe für den schiefen Familiensegen herausgeschrien werden. Siegfrieds Frau verdient mehr als ihr Mann und treibt ihn die Karriereleiter hoch. »Was könnten wir uns schon von Deinem Gehalt leisten«, giftet sie ihn an. Und er schluckt dieses Gift und krümmt sich vor Magenschmerzen. Seine Frau hält das wieder für das typische Getue und zeigt nicht einmal einen Funken Mitgefühl. Am nächsten Tag bricht Siegfried im Büro zusammen. Der Notarzt schafft ihn mit Blaulicht in die Klinik. Höchste Alarmstufe, alles deutet auf eine innere Blutung hin. Ein Wettlauf mit der Zeit beginnt. Notoperation. Der Chirurg findet ein durchgebrochenes, blutendes Magengeschwür vor. Der Eingriff kam noch rechtzeitig, Siegfried ist überm Berg. Jetzt glaubt seine Frau die »Magengeschichte«. – Sie versuchen einen neuen Anfang.

Siegfried und seine Frau hätten eigentlich eine gepfefferte Strafpredigt verdient. So leichtsinnig sollte man mit seinem oder dem Leben des Ehepartners nicht spielen. Was Siegfried vor dem dramatischen Magendurchbruch an Beschwerden spürte, hätten auch Spätsymptome eines Magenkrebses sein können. Er ist noch einmal davongekommen, nicht zuletzt dank des raschen Eingreifens der Ärzte.
Siegfrieds Verhalten ist keineswegs eine Ausnahmeerscheinung. Man kennt diesen Typ: ehrgeizig, nervös, empfindlich, aber nach außen hin ruhig, beherrscht, angepaßt. Von solchen Menschen weiß man, daß sie besonders anfällig für Magenkrankheiten, insbesondere für Magengeschwüre, sind. Daß der Magen nicht nur mit der Verdauung der Nahrung, sondern auch mit der Verdauung von Problemen und Konflikten zu tun hat, ist eine alte Erkenntnis, die sich bereits im Volksmund verewigt hat: »Das schlägt mir auf den Magen« – »Die Geschichte kann ich nicht einfach so schlucken« – »Das muß ich erst verdauen«.
Aber nicht nur der Magen kann durch seelische Nöte geschädigt werden, sie können sich auch an anderen Organen »entladen«, etwa in der Lunge (psychisch ausgelöstes Asthma) oder am Herzen (eingebildeter Herzschmerz).

Was sich auf den Magen schlägt

In welchem Ausmaß seelische Faktoren an der Entstehung des Magenkrebses beteiligt sind, läßt sich nicht genau sagen. Man nimmt an, daß sie über mehrere Wege mitwirken können. Am bekanntesten und nicht mehr umstritten sind Frustration, Unzufriedenheit, Arbeitsüberlastung, Streß als Auslösefaktoren des *Magengeschwürs.* Immer wiederkehrende Geschwüre sollten auch daran denken lassen, daß in solchen Defekten der Magenschleimhaut auch einmal ein Krebs wachsen kann.
Psychische Triebkräfte sind auch am Werk, wenn verstärkt nach Genußgiften gegriffen wird. Wenig bekannt ist, daß Rauchen auch den Magen in Mitleidenschaft zieht. Die zahlreichen Bestandteile des Zigaretten- oder Tabakrauchs lösen sich teilweise im Speichel auf und gelangen mit ihm in den Magen. Daß im Rauch mehrere krebsauslösende Substanzen (Karzinogene) enthalten sind, kam schon im Kapitel »Lunge« zur Sprache. Als zweites »Genußgift« muß in diesem Zusammenhang der Alkohol erwähnt werden. Besonders in hochkonzentrierter Form strapaziert er die Schleimhaut der Speiseröhre und des Magens über Gebühr. Zwar nicht bei nur gelegentlichem Genuß, aber doch bei größerem Konsum. Dann wird der Anfangsteil des »Verdauungsapparates« auf eine schwere Belastungsprobe gestellt; auch Leber, Bauchspeicheldrüse, Zentralnervensystem.

Verdächtige Nahrungsfaktoren

Der Magenkrebs wird immer wieder als ein Paradebeispiel für »umweltbedingte« Krebse angeführt. Alles, was gegessen oder getrunken wird, passiert den Magen, auch Tabletten, Konservierungsstoffe, Farbzusätze und Futtermittelrückstände. In seiner Eigenschaft als chemisches Großlabor, das die Verdauung in Gang bringt und die unfreiwillig mitgelieferten Mikroorganismen mit Hilfe selbstproduzierter Salzsäure »abkocht«, setzt der Magen viele dieser Substanzen frei und wandelt sie chemisch um. Meistens zu harmloseren Verbindungen, manchmal aber auch zu gefährlichen Giften, so z. B. Nitrat – eine Substanz, die in zahlreichen Gemüsearten angereichert, in dieser Form aber harmlos ist. Erst wenn es von Bakterien abgewandelt wird zu Nitrit, wird es bedenklich. Im sauren Milieu des Magens entstehen daraus nämlich die als hochgradig karzinogen erkannten Nitrosamine. Davor kann man sich übrigens im Fall der Gemüse leicht schützen: Es sollte möglichst frisch verzehrt oder zumindest kühl gelagert werden, dann haben die Mikroorganismen keine Chance.

Die Vermutung liegt nahe, daß die Eßgewohnheiten die Magenschleimhaut verändern können. Nicht nur die persönlichen Eßgewohnheiten, wahrscheinlich auch die Nahrungszusammensetzung und die »Garnierung«, von den Getränken bis zu den Happen zwischendurch. Welche Beziehungen zwischen Nahrungsaufnahme und Krebsentstehung im einzelnen existieren, ist unerforscht. Es besteht aber der dringende Verdacht, daß diese Beziehungen auch für den Rest der Verdauungsstraße, vor allem den Dick- und Mastdarm, wichtig sind.

Zusammenfassend die Ernährungsfaktoren, die als Ursachenfaktoren für die Entstehung des Magenkrebses angeschuldigt werden: Dauerkonsum konzentrierten Alkohols, zu heiße Speisen, einseitige Ernährung. Außerdem: Mangel an Eiweiß und Vitamin B_1. Daß dieser Tumor gehäuft in »einfachen sozialen Schichten« angetroffen wird, mag an solchen Ernährungsfragen liegen.

Das Geheimnis des japanischen Reis

Ein Schlaglicht auf die Bedeutung der Ernährung für den Magenkrebs wirft der »Sonderfall Japan«. Japan hält zusammen mit Chile den »Weltrekord«. Dort sterben prozentual etwa doppelt so viele Menschen an Magenkrebs wie in der Bundesrepublik. Diese Anfälligkeit brachte man zunächst mit rassischen, vererbbaren Eigenarten in Zusammenhang. Ein Trugschluß. Das zeigte sich, als die Magenkrebshäufigkeit der nach Amerika und Hawaii ausgewanderten Japaner überprüft wurde. Eine Überraschung bahnte sich an. Die Nachkommen der Emigranten bekamen nicht wesentlich öfter Magenkrebs als die dortige Bevölkerung. Diese Beobachtung nährte den Verdacht, daß spezielle japanische Eßgewohnheiten schuld sein mußten. Man nahm daraufhin unter anderem das Volksnahrungsmittel Nummer 1, den japanischen Reis, unter die Lupe, der mit Talkum behandelt wird, ehe er auf den Markt kommt. Aber auch dieses Talkum erwies sich nicht als die Wurzel des Übels. Die Wissenschaftler fanden schließlich Spuren von Asbest im Reis, ein Karzinogen, von dem man weiß, daß es auch Lungenkrebs auslösen kann. Als dann noch Asbest im Karzinomgewebe japanischer Magenkrebskranker entdeckt wurde, hielt man den Beweis für lückenlos.

Die Statistiker haben noch einige Beziehungen zum Magenkrebs herausgefunden, auf die man sich heute keinen rechten Reim machen kann. So zum Beispiel das größere Risiko der Menschen mit der Blutgruppe A. Weshalb Personen mit dieser Blutgruppe vermehrt Magenkrebs bekommen, ist völlig unklar. Dieses Phänomen könnte auf eine familiäre Belastung hindeuten; Blutgruppen werden nämlich weitervererbt. Es wurde errechnet, daß Verwandte eines Magenkrebskranken ein zwei- bis viermal größeres Risiko haben als Menschen ohne familiäre Vorbelastung.

In diesem Zusammenhang noch einige Zahlen zur Häufigkeit des Magenkrebses: Aus noch völlig rätselhaften Gründen ist der Magenkrebs weltweit auf dem Rückzug. Diese Entwicklung hat in den USA schon vor Jahrzehnten eingesetzt und inzwischen die meisten Länder erfaßt. Deutliche Unterschiede sind noch in der Sterbequote festzustellen, vor allem, wenn man sie nach den Geschlechtern aufschlüsselt. So erliegen in der Bundesrepublik, in Österreich und der Schweiz die Männer am zweithäufigsten einem Magenkrebs (an erster Stelle steht der Lungenkrebs). Frauen sind etwas weniger häufig betroffen. Immerhin aber steht der Magenkrebs in der Statistik der Krebstodesursachen der Frauen in der Bundesrepublik und der Schweiz noch an dritter Stelle, in Österreich sogar an erster. Diese Angaben sollten nicht überbewertet werden. Da es keine Meldepflicht für die Krebskrankheiten gibt, handelt es sich um Hochrechnungen, die bekanntlich mit einer gewissen Irrtumswahrscheinlichkeit behaftet sind.

Weitere Risikofaktoren

Zwischen 5 und 10 Prozent aller Patienten mit einer speziellen Form der Blutarmut, der perniziösen Anämie, entwickeln einen Magenkrebs. Diese Blutkrankheit tritt meistens erst nach dem 50. Lebensjahr auf und ist zurückzuführen auf den Mangel eines speziellen Vitamins, des Vitamins B_{12}. Der Defekt liegt im Magen. Dort wird normalerweise eine chemische Verbindung hergestellt, die es erst ermöglicht, daß Vitamin B_{12} in den Körper aufgenommen wird. Fällt die Transport-Substanz aus, kommt es zur perniziösen Anämie. Offenbar begünstigt die Schleimhautveränderung, die zum Produktionsstopp für diese Substanz führt, die Entstehung des Magenkrebses. Die perniziöse Anämie kann durch das Spritzen von Vitamin B_{12} geheilt werden. Dadurch wird der Magen umgangen, das Vitamin kommt gleich ins Blut. Wegen des erhöhten Krebsrisikos sollten diese Patienten aber unter strenger ärztlicher Kontrolle bleiben: Eine typische Risikogruppe, bei der durch gewissenhafte Vorsorge die Entartung noch rechtzeitig entdeckt und entfernt werden kann.

Magenpolypen

Beschwerden in der Magengegend, im Oberbauch, können von Magenpolypen (Schleimhautausstülpungen im Magen) herrühren. Sie werden erst durch eine spezielle Röntgenaufnahme oder durch die Magenspiegelung entdeckt. Früher glaubte man, daß diese fingerförmigen Ausstülpungen der Magenschleimhaut Vorstufen eines Magenkrebses seien. Dies hat sich aber nicht bestätigt. Dennoch trauen die Experten diesen gutartigen Gewächsen nicht recht. Allein schon um die von ihnen ausgelösten Beschwerden zu beseitigen, werden sie entfernt – ein Eingriff, der im Rahmen einer Magenspiegelung erfolgt. Die Nachkontrolle der Magenpolypen-Patienten hat gezeigt, daß sie doch ein größeres Magenkrebs-Risiko tragen als Personen ohne solche Gebilde. Offenbar steckt in diesen Mägen eine besondere Wachstumsneigung, die sich nicht nur in der Bildung von Polypen austobt, sondern auch eine bösartige Entwicklung nehmen kann. Deshalb werden solche Patienten mit Magenpolypen auch zur Risikogruppe gezählt.

Magenoperierte

Noch vor 10 Jahren war es üblich, große, immer wiederkehrende Magengeschwüre radikal zu entfernen, und zwar mit einem Operationsverfahren, dem über die Hälfte des

Magens zum Opfer fiel. In einem Teil der Fälle war damit zwar das Geschwürsleiden behoben, die böse Überraschung aber folgte für einige nach 15, 20 oder 25 Jahren. Im verbliebenen Magenstumpf kam es bei ihnen gehäuft zum Karzinomwachstum. Die Wahrscheinlichkeit einer Entartung nimmt mit dem Abstand zur Operation zu. Solchen Magenpatienten muß dringend empfohlen werden, sich mit ihrem Arzt über die nötige Vorsorge zu unterhalten und die Kontrolltermine festzulegen.
Inzwischen vermeiden die Chirurgen weitgehend solche großen, verstümmelnden Eingriffe bei Magengeschwüren. Andere, raffinierte Operationstechniken wurden ausgearbeitet, deren oberstes Ziel die Form- und Funktionserhaltung des Magens ist. Es werden vielfach nur Nerven durchtrennt, von denen man mittlerweile weiß, daß sie die Salzsäureproduktion im Magen steuern und bei den Geschwürkranken überreizen.

Gastritis

Nicht der »Magenkatarrh« ist hier gemeint, der auftritt, wenn man verdorbene Speisen gegessen oder einen über den Durst getrunken hat: das ist harmlos und vergeht auch rasch wieder. Gemeint ist vielmehr die langwährende, chronische Form der Magenschleimhautentzündung. Sodbrennen, Aufstoßen, Völlegefühl, Magendrücken, übler Mundgeruch sind die Merkmale, hinter denen sich diese ernst zu nehmende Krankheit verbergen kann, übrigens Krankheitszeichen, wie sie auch beim Magenkrebs vorkommen. Es gilt also, den Ursachen der Beschwerden auf alle Fälle auf den Grund zu gehen. Findet der Arzt bei der Magenspiegelung eine veränderte, meistens verkümmerte, abgebaute Magenschleimhaut vor, wird die Diagnose lauten: chronisch atrophische Gastritis. Es ist nicht ausgeschlossen, daß auf dem Boden dieser Krankheit bevorzugt ein Magenkrebs entsteht. Die Wahrscheinlichkeit wird in neueren Studien aber als sehr gering eingestuft. Dennoch behalten die Ärzte vorsichtshalber solche Patienten besonders im Auge.

Hier nochmals die wichtigsten Risiken für ein Magenkarzinom:

- Lange bestehendes, immer wiederkehrendes Magengeschwür;
- Magenpolypen;
- perniziöse Anämie;
- Magenoperierte;
- chronisch atrophische Gastritis;
- familiäre Häufung von Magenkrebs.

Verschleppte Chancen

Die Heilchancen des Magenkrebses hängen direkt vom Zeitpunkt seiner Entdeckung ab. Je früher, desto besser. Im Frühstadium werden sogar Fünfjahresheilungen von bis zu 90 Prozent erzielt, d. h. 5 Jahre nach der Operation haben noch 90 Prozent keinen Rückfall. Eine sensationelle Zahl, die noch vor 20 Jahren undenkbar war. Die Realität sieht in der Bundesrepublik aber immer noch so aus: Fast jeder zweite Magenkrebs wird so spät erkannt, daß eine Heilung nicht mehr möglich ist. Das geht nicht allein auf das Konto der Ärzte, die nicht in der Lage wären, rechtzeitig die Diagnose zu stellen, das ist in erster Linie dem Verschleppen der Krankheitszeichen zuzuschreiben. Mit anderen Worten: Die ersten Magenbeschwerden werden nicht ernst genug genommen, allzu häufig mit Medikamenten »zugedeckt«, bis sie wiederkommen und die Tabletten kaum mehr wirken. Vor Jahren hat eine Untersuchung

an der Erlanger Chirurgischen Klinik ergeben, daß diese Verschleppungszeit von seiten des Patienten fast ein halbes Jahr beträgt. Die Betroffenen haben also ein halbes Jahr nach Auftreten der ersten Magenbeschwerden verstreichen lassen, ehe sie sich auf den Weg zum Arzt machten. Nicht verschwiegen sei, daß auch beim Arzt dann noch einige Wochen vergehen können, bis die Diagnose feststeht.
Kein Problem wäre die Früherfassung, würde sich die wachsende Geschwulst durch typische Beschwerden verraten. Das tut sie aber nicht, das haben so ziemlich alle Krebsformen gemeinsam. Deshalb bleibt nur eine Chance: Alle Spuren, die in Richtung Krebs weisen könnten, aufnehmen und verfolgen, bis die Ursache bekannt ist. Im Zweifelsfall sollte man so vorgehen, als wäre es Krebs. Dies gilt besonders für das Magenkarzinom, denn die modernen Erkennungsverfahren sind so ausgefeilt, daß der Verdacht rasch zu überprüfen ist.
Als grobe Faustregel kann also gelten: Immer den Arzt aufsuchen, wenn Oberbauchbeschwerden innerhalb von 2 bis 3 Wochen nicht abgeklungen sind. Zählt man ohnehin zu den oben aufgeführten Risikogruppen, sollte man nicht einmal so lange warten.

Das Frühkarzinom des Magens: nicht stumm, aber untypisch

Auch wenn der Magenkrebs sich zunächst hinter ganz untypischen Symptomen verbirgt, die Hunderte von Ursachen haben könnten, kommt es doch äußerst selten vor, daß er »stumm« zu wachsen beginnt. Diese Feststellung läßt hoffen, daß durch intensivere Fährtensuche häufiger als bisher echte Frühformen aufgespürt werden. Wie Prof. Dr. Rudolf Pichlmayr von der Medizinischen Hochschule Hannover kürzlich veröffentlicht hat, waren nur 2 von 46 Patienten mit einem Frühkarzinom des Magens beschwerdefrei. Bei diesen ergab eine Routineuntersuchung zufällig die Diagnose. Alle anderen aber wiesen Krankheitszeichen auf, die den Arzt zur genauen Untersuchung veranlaßten. 40 von den 46 klagten über unbestimmte Oberbauchbeschwerden, die meisten von ihnen über Widerwillen gegen bestimmte Speisen, meistens gegen Fleisch und Wurstwaren. Fast ebenso viele gaben Übelkeit, Völlegefühl, Appetitmangel, gelegentliches Erbrechen und/oder Aufstoßen und Sodbrennen an. Außerdem spürten 39 von den 46 bereits Schmerzen, die entweder nach dem Essen aufflackerten oder sich völlig unabhängig von den Mahlzeiten bemerkbar machten. Auffällig häufig waren in der Hannoveraner Patientengruppe noch Hinweise auf eine Magenblutung, nämlich bei 11 Kranken, wobei der sogenannte Teerstuhl sogar bei 10 nachzuweisen war. Teerstuhl heißt, daß tiefschwarzer Stuhl ausgeschieden wird. Das Blut aus dem Magen wurde auf dem Weg durch den Darm zu einem schwarzen »Farbstoff« abgebaut. Solche Teerstühle sollten immer beunruhigend und Anlaß für einen Arztbesuch sein. Zweimal trat auch das auf, was in unserem Fall Siegfried den Zusammenbruch herbeiführte: Bluterbrechen.

Eine Schlußfolgerung aus dieser Studie: Wer seine Magenbeschwerden nicht verniedlicht, hat die größte Chance gegen den Magenkrebs. Freilich, nicht jedes Druckgefühl, vor allem nicht nach einem »ausladenden Festgelage«, sollte Befürchtungen in Richtung Magenkrebs auslösen. Bleiben Beschwerden aber hartnäckig, tritt insbesondere Teerstuhl und unerklärlicher Gewichtsverlust auf, ist Vorsicht »lebenserhaltender« als Nachlässigkeit.

Fassen wir die Hinweise auf einen Frühkrebs des Magens zusammen: Oberbauchschmerzen, vor allem nach dem Essen oder nahrungsunabhängig; Widerwillen gegen bestimmte Speisen, meistens gegen Fleisch und Wurstwaren; Übelkeit; Völlegefühl; Erbrechen; Gewichtsverlust; Appetitstörung; Leistungsknick.

Daß überhaupt die Frühformen des Magenkarzinoms jetzt erkannt werden, liegt an der Verfeinerung der Röntgendiagnostik, mehr aber noch an der modernen Magenspiegelung. Dieses Verfahren haben die japanischen Instrumentenbauer in den sechziger Jahren zu höchster Perfektion gebracht. Mit den heute angebotenen Instrumenten ist es möglich geworden, die Magenschleimhaut direkt zu betrachten, aus verdächtigen Stellen Gewebe- oder Zellproben zu entnehmen und sogar kleinere operative Eingriffe vorzunehmen, wie beispielsweise Polypen abtragen oder Engstellen aufschneiden.

Die dafür konstruierten Instrumente heißen in der Fachsprache *Endoskope*, was lediglich bedeutet, daß sie Einblick ins Körperinnere geben. Ein technisches Meisterwerk bewundernswerter Präzision, was die Japaner zustande gebracht haben: In einem etwa mittelfingergroßen elastisch-biegsamen Schlauch ist u. a. ein optisches Übertragungssystem aus Glasfasern untergebracht, eine Lichtquelle, eine kleine Zange und nicht zuletzt ein mechanisches Führungssystem. Es erlaubt, daß die Spitze des Endoskops gedreht werden kann, so daß dem Untersucher kein Winkel des Magens verborgen bleibt. Sein Auge wird mit diesem Instrument gewissermaßen verlängert. Es blickt direkt auf die Magenschleimhaut, sieht die wellenförmigen Bewegungen der Magenmuskulatur, kann das Öffnen und Schließen des Magenausgangs (des sog. Magenpförtners) beobachten und, wenn nötig, sogar noch das angrenzende Stück des Zwölffingerdarms kontrollieren. Inzwischen steht schon ein ganzes Sortiment an Endoskopen – meist japanischer Herkunft – zur Verfügung. Kurze Ausführungen, wie sie für die Inspektion des Magens gebraucht werden, etwas längere, um auch den Zwölffingerdarm zu untersuchen. Einige Typen sind so lang, daß selbst die Durchmusterung

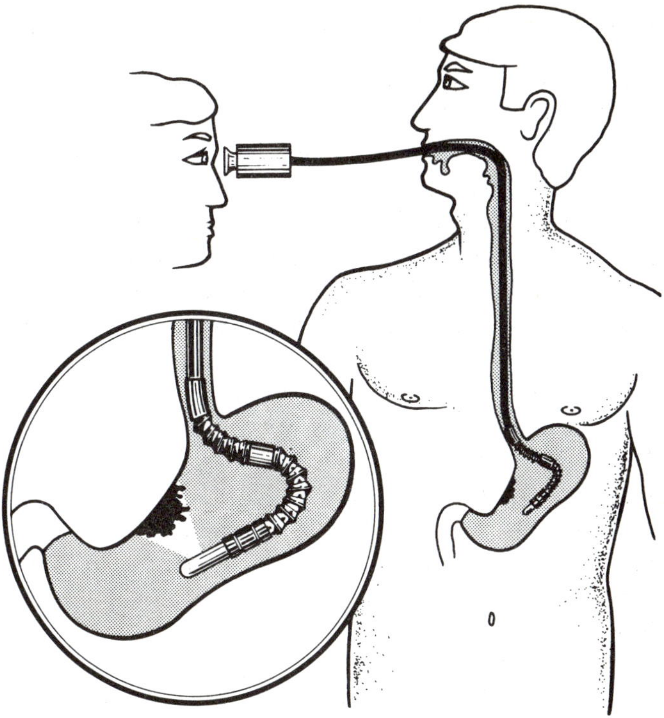

Das Endoskop als »verlängertes Auge« des Arztes. Mit diesen Geräten kann er die Magenschleimhaut direkt nach verdächtigen Veränderungen absuchen. Die heute gebräuchlichen Endoskope sind voll biegsam, etwa fingerdick und können jeden Winkel des Magens »einsehbar« machen. Auf der Zeichnung ist dargestellt, wie der Arzt einen Magenkrebs sehen kann.

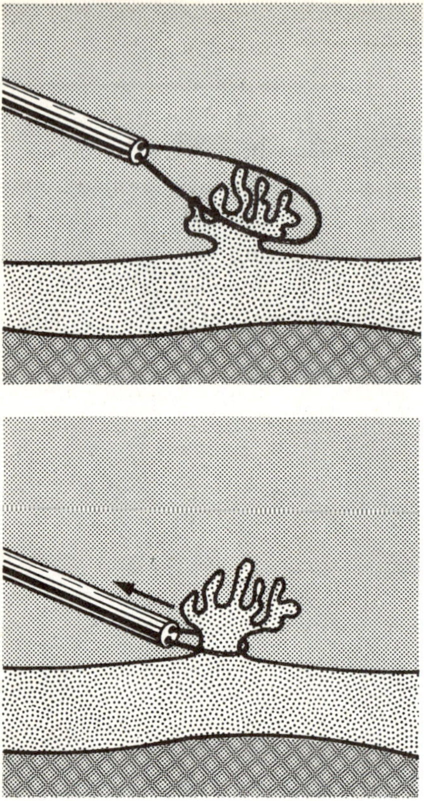

Mit den Endoskopie-Verfahren ist es möglich geworden, Schleimhautausstülpungen (Polypen) im Magen oder Dickdarm zu entfernen, ohne operativen Eingriff. Die im Endoskopie-Gerät liegende Drahtschlinge wird um den Hals des Polypen gelegt. Ein kurzer Stromstoß und er ist »geköpft«. Aus solchen Polypen können sich Krebse entwickeln.

des ganzen Dünndarms möglich ist oder, von der entgegengesetzten Seite aus eingeführt, des gesamten Dickdarms.

Die Endoskope wurden den verschiedensten diagnostischen Bedürfnissen angepaßt. Mit einem bereits weit verbreiteten Gerät kann der Spezialist im Zwölffingerdarm die Einmündung des Gallengangs aufsuchen und mit Hilfe einer im Endoskop vorgeschobenen Schlinge dort die Eröffnung von Engstellen oder sogar die Entfernung kleiner Gallensteine vornehmen, die sich in diesen Gang verirrt haben und den Galleabfluß blockieren.
Natürlich will die Technik des Endoskopierens, also die Untersuchung mit diesen »Schlauch-Schlangen«, gelernt sein. An einer Reihe von Universitäten wurden bereits Schulungszentren eingerichtet, und auch einige große Fortbildungskongresse haben Endoskopie-Kurse als festen Programmpunkt eingeplant. Selbstverständlich werden dort die ersten Handgriffe mit dem Instrument nicht an »Versuchspersonen« eingeübt, sondern an sog. Phantomen, an künstlichen Magennachbildungen aus Plastik.
Immer mehr Ärzte erlernen nun diese Technik, eine wichtige Voraussetzung für eine bessere Magendiagnostik in der Zukunft.

Die endoskopische Untersuchung ist keineswegs aufwendig und zeitraubend. Für den Patienten mag sie lästig sein, aber nicht unerträglich. Bevor der Schlauch in die Speiseröhre und dann in den Magen vorgeschoben wird, macht man den Schlund mit Hilfe eines speziellen Sprays unempfindlich. So werden die Würgereflexe stark gedämpft. Manche Ärzte spritzen sehr ängstlichen Patienten kurz vor der Untersuchung noch ein Beruhigungsmittel. Die Angst ist unbegründet. Die Untersuchung dauert meist nicht länger als 10 Minuten und ist inzwischen ein Routineverfahren, das sogar schon ambulant durchgeführt wird, d. h., die Patienten sind danach nicht bettlägerig, sondern können nach einer kurzen Ruhepause wieder nach Hause gehen. Kein Zweifel: Die Weiterentwicklung der Endoskopie ist der wohl bedeutendste Fortschritt in der Magendiagnostik.

Heute können die Endoskope an Fotoapparate angekoppelt werden, die dann Bildserien von der Magenschleimhaut – natürlich in Farbe – schießen, oder an Fernsehschirme. Am meisten verwendet wird jedoch die direkte Sichtkontrolle. Dabei hat der Untersucher das Endoskop wie einen Fotoapparat vor dem Auge und sucht so den Magen ab (die Linse ist freilich etwa einen Meter vom Sucher entfernt). Stößt er auf veränderte Schleimhautbezirke, hat er zwei Möglichkeiten. Entweder er fährt eine kleine Bürste aus, die über diese Stellen streicht und Zellen mitnimmt, oder er benützt die ebenfalls im Endoskop bereitliegende Zange. Mit ihr knipst er eine Gewebeprobe aus der verdächtigen Schleimhaut. Sowohl Zellen als auch Gewebeproben werden dem Pathologen zur Beurteilung weitergeleitet. Die Stunde der Wahrheit naht. Waren in den Proben entartete Zellen, sollte die Operation nicht mehr lange aufgeschoben werden.

Der Vorteil der Endoskopie und der Grund, weshalb dieses Verfahren die Röntgendarstellung des Magens etwas in den Hintergrund gedrängt hat, liegt in der Möglichkeit, im Rahmen der Inspektion Gewebeproben zu entnehmen. Mit der Röntgendarstellung des Magens, die in den letzten Jahren ebenfalls wesentlich verbessert wurde, lassen sich nur die Schleimhautkonturen des Magens darstellen. Bei den geringsten Normabweichungen muß anschließend aber endoskopiert werden, um zu sehen und nachprüfen zu können, was vorliegt. Die Endoskopie hat also einen Informationsvorsprung. Dennoch wird häufig zweigleisig gefahren, und das mit gutem Grund. Zuerst die Röntgendarstellung, dann die Endoskopie. In den nächsten Jahren, wenn mehr Ärzte

mit der endoskopischen Untersuchungstechnik vertraut sind, ist mit einem verstärkten Einsatz der direkten Sichtmethode zu rechnen.
Ein weiterer Pluspunkt für die Endoskopie: Tauchen bei der Kontrolle der Magenschleimhaut plötzlich fingerförmige Auswüchse, Polypen, auf, können sie mit dem Endoskop gleich »wegrasiert« werden. In dem Schlauch befindet sich nämlich eine Drahtschlinge, die – unter Strom gesetzt – wie ein scharfes Messer schneidet. Das geht dann so vor sich: Zuerst dem Polypen die Schlinge um den Hals gelegt und festgezogen; ein kurzer Stromstoß per Knopfdruck, und er ist regelrecht geköpft. Die dabei entstehende Blutung wird gleichfalls mit der Schlinge gestillt. Auf diese Weise entfernen die Spezialisten übrigens auch Polypen aus dem Mast- oder Dickdarm, aus denen vielleicht bösartige Geschwülste werden könnten.

Der Ernstfall

Vom Pathologen kommt nun der Bescheid: Magenkrebs. Ob noch Früh- oder schon fortgeschrittenes Stadium, muß zu diesem Zeitpunkt offen bleiben, das entscheidet sich erst nach der Operation, wenn der Pathologe das entfernte Organ durchgemustert hat.
Als Behandlungsmethode hat sich die chirurgische Entfernung des Magens bewährt. Alle anderen möglichen Krebstherapien spielen nur eine untergeordnete oder gar keine Rolle. Zahlreiche operative Verfahren stehen zur Verfügung: Sie reichen von der Resektion (vom »Herausschneiden«) eines Großteils des Magens bis zu seiner totalen Ausräumung mit Bildung eines Ersatzmagens aus einer Darmschlinge.
Die Patienten brauchen natürlich Zeit, um sich an ihr »magenloses« Leben zu gewöhnen, schaffen es aber meist rasch.

Sie sind keineswegs Invaliden, die nur noch Grießbrei oder Haferschleim zu sich nehmen dürfen. Daß sie keinen Magen mehr haben, fällt bald niemandem mehr auf. Wer scharf beobachtet, wird vielleicht bemerken, daß es die »Magenlosen« nicht mit den üblichen drei Mahlzeiten am Tag bewenden lassen, sondern noch Zwischenmahlzeiten einschieben, dafür aber kleinere Portionen essen. Außerdem werden sie regelmäßig Tabletten mitschlucken, Verdauungspräparate. Das Vitamin B_{12}, das bekanntlich nur in Gegenwart einer im Magen produzierten Transport-Substanz in den Körper gelangen kann, muß natürlich auch ergänzt werden (siehe S. 92). Die Operationsverfahren sind so ausgereift, daß hier keine großen Fortschritte mehr zu erwarten sind. Worum es geht, ist, möglichst viele Magenkrebskranke in einem operablen Zustand zu erkennen. Das ist aber, wie schon angedeutet, nur bei jedem zweiten Krebspatienten der Fall.

Diese Fakten und vor allem die Tatsache, daß bei Frühdiagnose bis zu 90 Prozent der Patienten von ihrem Magenkrebs geheilt werden können, sind Grund genug, um künftig die Magenvorsorge zu verstärken. Bislang existiert noch kein gesetzliches Früherfassungsprogramm. Das sollten sich die Verantwortlichen aber doch noch einmal durch den Kopf gehen lassen. Das Gegenargument: Ein breitangelegtes Vorsorgeprogramm sei unerschwinglich. Das Programm und also auch die Kosten-Nutzen-Rechnung sollte aber nicht die gesamte Bevölkerung umfassen, sondern lediglich die Risikogruppen. Damit würde der Kreis der Gefährdeten überschaubar und die »Ausbeute« an Frühkarzinomen vermutlich ausreichend groß, um den Nutzen deutlich zu machen.

Die Forderung eines speziellen Vorsorgeprogramms für Magen-Risikopatienten bedeutet aber nicht, daß diese Personen sich jetzt nur betreuen lassen können, wenn sie den Arzt

aus eigener Tasche bezahlen. Das wäre ein Irrtum. Jeder Verdacht auf einen Magenkrebs muß aufgeklärt werden – auch auf Krankenschein. Und wenn der Arzt regelmäßige Kontrollen für notwendig erachtet, übernimmt die Krankenkasse die Kosten.
Ein Vorsorge*programm* hätte demgegenüber den Vorteil, daß Standarduntersuchungen festgelegt würden, die unbedingt durchgeführt werden müssen – ob nun ein dringender Krebsverdacht vorliegt oder »nur« vorsorglich die Risikopersonen kontrolliert werden.

Zusammenfassung Magenkrebs

Dem Magenkrebs ist nur durch die Frühdiagnostik beizukommen. Überleben im fortgeschrittenen Stadium nur rund 10 Prozent der Operierten die nächsten fünf Jahre, so sind es bei der Frühdiagnose zwischen 70 und 90 Prozent: Zahlen, die für sich sprechen. Die *Magenspiegelung* bietet die besten Voraussetzungen für eine *Früherkennung*. Sie ist zu einem Routineverfahren ausgebaut worden, das zwar für die Patienten unangenehm, aber durchaus erträglich ist, dafür jedoch echte Frühkarzinome aufspüren kann, bösartige Geschwülste, die sich lediglich in der Magenschleimhaut ausgebreitet haben und noch nicht in die muskuläre Magenwand eingebrochen sind. Mit dem *Endoskop* werden Gewebe- oder Zellproben entnommen, die der Pathologe dann begutachtet. Im Ernstfall steht nur eine Alternative zur Verfügung: die möglichst radikale Entfernung des Magens oder nichts tun und dem Krebs freien Lauf lassen. Vernünftigerweise entschließen sich die meisten Patienten für die Operation, die einzige Chance, die Geschwulst auszumerzen. Nach einer Übergangs- und Erholungsphase können diese Kranken wieder ein *weitgehend normales Leben* führen. »Weitgehend« heißt, daß sie lediglich beim Essen und Trinken einige Faustregeln zu beachten haben.

Abschließend sei nochmals besonders den Risikopatienten die Magenvorsorge ans Herz gelegt. Sie sollen mit ihrem Arzt unter allen Umständen einen Kontrollplan festlegen.

Nimmt beängstigend zu: Dickdarmkrebs

Häufiger noch als der Magenkrebs kommen Karzinome im Endabschnitt des Verdauungssystems vor, und zwar im Dick-, Mast- und Enddarm. Dabei zeichnet sich eine gegenläufige Entwicklung zum Magenkrebs ab. Während dieser weltweit abnimmt, nehmen die bösartigen Geschwülste des Dick- und Mastdarms ständig zu. In gleichem Maße zu sagen, wäre eine Spekulation. Die statistische »Vorherrschaft« der Männer, wie sie vom Magenkrebs her bekannt ist, fällt allerdings bei den Dickdarmtumoren weg. *Frauen und Männer* sind *gleichermaßen* betroffen, mit einem kleinen Unterschied: Frauen erkranken etwas häufiger an Dickdarm-, Männer an Mastdarmkrebs. Um eine konkrete Zahl zu nennen: *1973* erlagen in der Bundesrepublik über *20 000* Menschen den Dickdarmtumoren. Als einer der wichtigsten Gründe für die Zunahme dieser Krebsform wird die steigende Lebenserwartung angesehen. Der Krebs *wächst erst ab dem 45.* Lebensjahr (von wenigen »jüngeren« Ausnahmen abgesehen) und erreicht *zwischen 60 und 70* den *Häufigkeitsgipfel.*

Fragt man nach den Gründen für die Zunahme des Dickdarmkrebses – übrigens eine relativ langsam wachsende und gut behandelbare Geschwulst –, kommt die Rede rasch auf die *Ernährung.* Sie scheint hier eine noch größere Bedeutung zu spielen als beim Magenkrebs. Die großen Häufigkeitsunterschiede in den verschiedenen Ländern und Kontinenten legen solche äußeren Faktoren nahe. Je ballast-, d. h. faserreicher die Kost, um so seltener Dickdarmkrebse. Auf diese Formel laufen offenbar die meisten Studien hinaus. Das wäre zumindest eine Erklärung für die niedrige Erkrankungsrate bei den afro-asiatischen Völkern. Dort ist die Nahrung reich an Cellulosefasern, wie sie sich z. B. im Gemüse und Obst finden. Daneben werden kaum aufbereitete (nicht »raffinierte«) Nahrungsmittel verwendet, nicht ausgemahlene Getreidekörner und insbesondere wenig gesättigte Fettsäuren (tierisches Fett). Völlig anders die Ernährungsgewohnheiten der westlichen Völker, die viel kohlehydrat-, mehl- und zuckerhaltige Nahrung zu sich nehmen, aber wenig Cellulosefasern und einen hohen Anteil an tierischen Fetten. Markantester Ausdruck für dieses gegensätzliche Ernährungsverhalten ist die durchschnittliche *Verweildauer des Darminhaltes* im Verdauungstrakt. Sie beträgt bei den *Afrikanern rund 36,* bei den *Engländern* dagegen *etwa 77 Stunden.* Der schlackenreiche Nahrungsbrei bringt seine Passage durch den Verdauungstrakt schneller hinter sich als die typische fette Kost der sogenannten zivilisierten Länder, deren Kontaktzeit mit der Darmwand etwa doppelt so lang ist. Dadurch haben auch Karzinogene länger Gelegenheit, auf die Schleimhaut des Dickdarms einzuwirken. Wichtig sind in diesem Prozeß auch bestimmte Bakterien. Diese Mikroorganismen helfen normalerweise bei den Verdauungsvorgängen mit. Sie vermehren sich aber besonders stark, wenn der Nahrungsbrei fettreich ist. Bestimmte Bakterien bauen nun Gallensäurereste um – in Karzinogene. Der Kreis schließt sich: Die fettreiche, schlackenarme westliche Kost bleibt lange im Verdauungstrakt liegen, die entstandenen Karzinogene wirken auf die Schleimhaut des Dick- und Mastdarms ein, die Zellen werden jahrzehntelang gereizt und entarten eines Tages. So etwa stellt man sich die Entstehung dieser Tumoren vor. Wenn sich diese Vermutung bestätigen sollte, könnte man allein durch Veränderung der Nahrung und Eßgewohnheiten eine wirksame Krebsvorsorge betreiben. Aufgrund weiterer Forschungen sollen dazu praktische Empfehlungen erarbeitet werden.

Risikogruppen

Bedroht vom Dickdarmkrebs sind Kranke, die eine schwere, langdauernde Entzündung der Dickdarmschleimhaut, eine *Colitis ulcerosa,* durchgemacht haben. Dieses rätselhafte Leiden kann oftmals 10 oder 20 Jahre bestehen und den gesamten Dickdarm erfassen. Die Folge: blutig-schleimige Durchfälle. Von diesen Patienten weiß man, daß sie ein besonders hohes Risiko tragen, an Dickdarmkrebs zu erkranken. Sie müssen in ein- bis zweijährigen Abständen sorgfältig kontrolliert werden, und zwar durch eine endoskopische Untersuchung. Aus entnommenen Gewebeproben läßt sich heute sogar die Entartungstendenz ablesen.

Polypen

Der Dickdarm zeigt eine besondere Neigung zum Polypenwachstum, diese Neigung kann auch vererbt werden. Kam diese Erkrankung in der Familie schon vor, ist besondere Sorgfalt bei der persönlichen Krebsvorsorge angebracht. Einige Polypenformen entarten mit großer Sicherheit. Dem kann aber zuvorgekommen werden. Die vererbte Polypen-Krankheit zwingt oft dazu, das befallene Darmstück operativ zu entfernen. Finden sich jedoch nur vereinzelte Schleimhautausstülpungen, so kann die Endoskopie helfen. Ähnlich wie wir es bei den Magenpolypen beschrieben haben, werden auch die Dickdarmpolypen entfernt. Das dazu verwendete Instrument heißt *Rektoskop,* weil damit der Bereich des Rektums, des Mastdarms, inspiziert werden

kann. Es existieren aber auch längere Ausführungen, die eine Überprüfung des gesamten Dickdarms ermöglichen, die *Koloskope* (Kolon heißt in der Fachsprache Dickdarm). Einige Formen der Dickdarmpolypen werden als Krebsvorstufen angesehen, die es möglichst vollständig zu entfernen gilt.
Zu der Risikogruppe werden noch die Patienten gerechnet, die bereits wegen eines anderen Krebses behandelt wurden, vor allem Frauen mit Brust- und Eierstockkrebs.

Ein langsamer Krebs

60 Prozent der Darmgeschwülste entstehen im untersten Abschnitt, im Mastdarm (Rektum), einer Art Staustufe vor dem Schließmuskel. Hier hat das fertig verarbeitete Verdauungsprodukt die längste Verweildauer vor der Entleerung, vorhandene Karzinogene können intensiv auf die Rektumschleimhaut einwirken. Auf solche Dauerreize reagiert nach vielen Jahrzehnten eine Zelle mit einer Wachstumsentgleisung, sie wird Stammzelle für eine bösartige Geschwulst. Je länger die Schleimhaut solchen Dauerreizen ausgesetzt ist, also je höher die Lebenserwartung ist, um so wahrscheinlicher die Entgleisung. Ist das Malheur passiert, beginnt ein Tumor zu wachsen, so geht dies nicht etwa in rasantem Tempo vor sich, sondern zunächst ganz gemächlich. Die Krebszellen bahnen sich zuerst ihren Weg nicht so sehr in die Darmwand, sondern bevorzugen die Entfaltungsmöglichkeit im Darmhohlraum, in der Verdauungsstraße. Und auch dies geschieht nicht urplötzlich und mit explosiven Wachstumsschüben. Es dauert Jahre, bis der Krebs typische Krankheitszeichen verursacht. In dieser *»stummen« Anfangsphase* verrät er sich allerdings durch *kleine Blutbeimengungen* im Stuhl. Und mit Hilfe dieser Fährte könnten die meisten Dickdarmkrebse entdeckt wer-

den. Der Nachweis von winzigen Blutspuren im Stuhl, die mit bloßem Auge nicht zu erkennen sind, zählt wohl zu den größten Fortschritten in der Früherkennung der Dickdarmkarzinome und auch ihrer Vorstufen.

Die wichtigen Testbriefchen

Seit Anfang 1977 enthält das offizielle Vorsorgeprogramm einen Test auf verborgenes Blut im Stuhl. So sollte er durchgeführt werden: Man bekommt zunächst drei Testbriefchen verschrieben. Das einzelne Briefchen enthält zwei kreisförmige Felder, in die Stuhlproben aufgetragen werden sollen, und zwar vom Vorsorgewilligen selbst. Vorschrift ist, daß von drei aufeinanderfolgenden Stuhlgängen jeweils zwei kleine Proben in die Testfelder gestrichen werden, also pro Stuhlgang zwei Proben für ein Briefchen. Wie diese Prozedur im einzelnen durchzuführen ist, steht ausführlich in den Gebrauchsanweisungen. Sobald der letzte Testteil abgeschlossen ist, sollten alle drei Briefchen möglichst bald zum Arzt gebracht werden, der dann die Auswertung übernimmt.

Mit großer Treffsicherheit kann man auf diese Weise den Dickdarmtumoren auf die Spur kommen. Der positive Test ist zwar nur ein Hinweis, daß im Darm eine Blutungsquelle vorliegt, die genaue Nachkontrolle mit dem Rektoskop vermag aber bereits einen Großteil dieser Blutungsquellen ausfindig zu machen. Bleibt die Inspektion des Mastdarms ergebnislos, sollte der ganze Dickdarm untersucht werden, einmal mit einer Röntgenkontrastdarstellung und in Ergänzung noch durch die direkte Besichtigung mit Hilfe des Koloskops. Nicht nur bösartige Geschwülste werden bei diesem *Vorsorgefischzug* mit den Testbriefchen gefangen, sondern auch viele Vorstufen, Polypen, die ebenfalls leicht bluten können. Die Netze nach den Dickdarmtumoren sol-

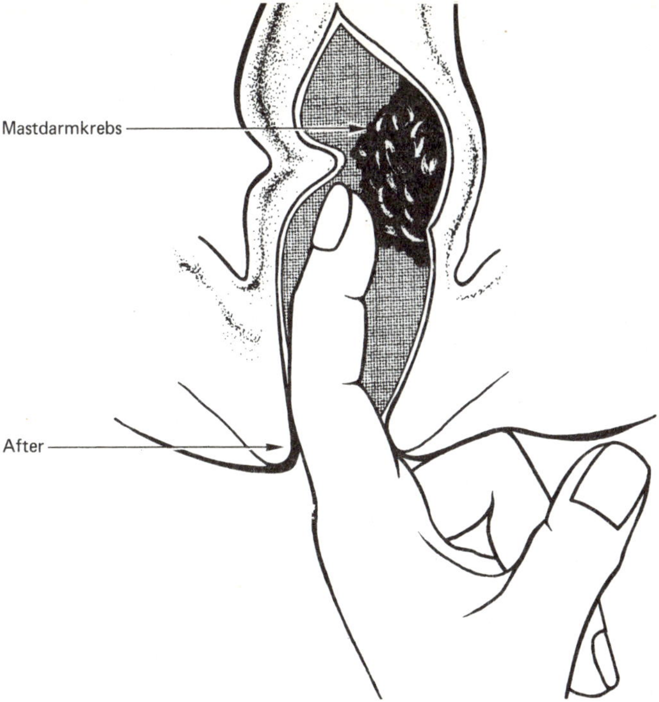

Etwa acht Zentimeter reicht der Untersuchungsfinger des Arztes in den Mastdarm. Auf diese Weise können tiefsitzende Krebsformen ertastet werden.

len, um im Bild zu bleiben, *einmal jährlich* ausgeworfen werden, und zwar *ab dem 45.* Lebensjahr. Den *Frauen* wird dieser Test schon *ab dem 40.* Lebensjahr angeboten, und zwar *im Rahmen der gynäkologischen Vorsorgeuntersuchung.* Das bedeutet nicht, daß die Frauen früher an Dickdarmkrebs erkranken würden als die Männer. Die Vorsorgegelegenheit ist nur besonders günstig.

Gleichzeitig mit der Auswertung der Testbriefchen führt der Arzt noch die »Finger-Probe« durch, die rektale Untersuchung. So einfach diese Untersuchung auch ist, ihr Aussagewert bleibt sehr beschränkt. Der Finger des Arztes erreicht nur einen kleinen Teil der Geschwülste im Rektum. Immerhin, auch wenn nur 15 Prozent der Dickdarmkarzinome auf diese simple Weise zu tasten sein sollten, wie in der Fachpresse behauptet wird, lohnt sich der Fingertest schon. Außerdem wird bei dieser Gelegenheit nicht nur das Rektum ausgetastet, sondern beim Mann auch die Vorsteherdrüse, die Prostata. Bei der Frau kann die rektale Untersuchung wichtig zur Überprüfung der Genitalorgane sein.

Die *Vorsorgeuntersuchung auf Dickdarmkarzinome* besteht also aus den *Testbriefchen,* die der Arzt auswertet, der *Fingeruntersuchung des Afters und Rektums* (soweit der Finger reicht) und natürlich auch aus *gezielten Fragen,* die herausfinden wollen, ob bereits Veränderungen der Ausscheidungsvorgänge bemerkt worden sind. Solche Hinweise wären: deutliche Änderungen der Stuhlgewohnheiten, explosionsartige Stuhlentleerungen, Wechsel von Verstopfung und Durchfall und das Gefühl unvollständiger Darmentleerungen – alles recht vage Aussagen, die aber im Anfangsstadium eines Dickdarm- bzw. Mastdarmkrebses häufig anzutreffen sind. Übrigens: Auch blutige Beimengungen können auf ein Frühkarzinom deuten. Solche Blutspuren sind aber ebenfalls zu finden, wenn schon ein fortgeschrittener Krebs vorliegt oder auch überhaupt kein Krebs, sondern Hämorrhoiden im Afterbereich. Ergeben sich durch die Testbriefchen, die Fingeruntersuchung und die »Krankengeschichte« Verdachtsmomente, sollte auch der Patient nicht ruhen, bis die letzten Unklarheiten beseitigt sind. Immerhin geht es um die Chance, ein Dickdarmkarzinom im relativ harmlosen Anfangsstadium zu ertappen oder eine Vorstufe. Die Überlebensaussichten hängen hier direkt vom

Wachstumsstadium ab, in dem der Krebs beseitigt wurde. Für die oben angeführten Risikogruppen kann dieses generelle Vorsorgeprogramm nicht verbindlich sein. Die Kontrollmaßnahmen richten sich bei ihnen nach dem Risikograd. Das kann bedeuten, daß sie halbjährlich zur Vorsorge gehen und die Testbriefchen-Probe machen müssen oder aber sogar rektoskopiert werden.

Heilchancen

Wie angedeutet, sind für die Überlebenschancen Ausbreitung und der Grad der Bösartigkeit des Karzinoms entscheidend. Die *Frühformen* bieten eine *Heilchance* von *80 bis 90 Prozent;* je kleiner die Geschwulst, je begrenzter das Wachstum, desto besser die Aussichten. Insgesamt gerechnet, d. h. auch die fortgeschrittenen Fälle einbezogen, überleben heute ca. 40 Prozent der an Dickdarmkrebs operierten Patienten die nächsten 5 Jahre. Das zeigt, daß auch in fortgeschrittenen Fällen noch viel erreicht werden kann. Allerdings nur, wenn die Geschwulst radikal entfernt wird. Das bedeutet aber, daß die Patienten sich an einen neuen, künstlichen Ausgang gewöhnen müssen, einen Anus praeter, wie der Fachausdruck dafür lautet. Diese Operation belastet die Patienten natürlich stark, zumindest in der Anfangszeit, wenn sie sich damit abfinden müssen, daß die Darmentleerung über diesen Kunstafter am Bauch vor sich geht. Die allermeisten von ihnen finden sich aber damit ab, auch wenn sich ihre Lebensgewohnheiten dadurch leicht verändern müssen. Schließlich ist ein Anus praeter immer noch das kleinere Übel.

Eine nicht zu unterschätzende Hilfe wird diesen Patienten von einer organisierten Gruppe von Leidensgenossen angeboten, der sogenannten ILCO (Adresse siehe S. 142). Diese Organisation hat Landesgruppen gegründet und steht

den Operierten mit Rat und Tat zur Seite, hilft bei den praktischen Problemen, gibt Tips in Renten- und Versicherungsfragen und bietet vor allem das persönliche Gespräch an: mustergültige Lebenshilfe, die viele schon über die erste Krisenzeit hinweggetröstet hat.
Die Grundidee, daß nur Kranke, die wissen, was die Betroffenen durchmachen mußten oder noch durchzumachen haben, anderen glaubwürdig und wirkungsvoll weiterhelfen können, findet immer mehr Anhänger. Die chronisch Kranken organisieren sich zu Interessenverbänden, Bürgerinitiativen, die für eine Verbesserung unseres Krankenwesens unerläßlich sind. Sie könnten erreichen, daß Fehlentwicklungen, Mißstände oder auch nur lokale Versorgungslücken bekannt werden, denn sie kennen den Medizinbetrieb aus eigener Anschauung und manchmal aus leidvoller Erfahrung. Es wäre wünschenswert, daß sich unsere Medien, Presse, Funk und Fernsehen, verstärkt mit den Anregungen und Kritiken dieser Hilfsorganisationen befassen. Auch so wäre eine schrittweise Verbesserung des Gesundheitswesens möglich. Es muß letztlich darum gehen, daß der erreichte, gesicherte Fortschritt an der Front, im Kranken-Alltag, praktiziert wird. Und gerade zwischen dem Machbaren und dem tatsächlich Praktizierten klafft oftmals eine erschreckend tiefe Kluft. Wie schlecht es z. B. um die praktische Krebsbekämpfung außerhalb der Universitätsstädte steht, geht noch im Fortschrittsgeschrei weitgehend unter.

Zusammenfassung Dickdarmkrebs

In der Bundesrepublik erkranken jährlich annähernd *30000* Menschen an Dickdarmkarzinom, *mehr als 20000 sterben* noch daran, mehr als im Straßenverkehr umkommen. Vor allem ab 60 taucht diese Krebsform auf, von der man zu Recht annimmt, daß sie wesentlich auf *Ernährungsfaktoren* zurückzuführen ist. Die »zivilisierte« Kost mit einem großen Anteil an Kohlehydraten (Mehl und Zucker) sowie an tierischen Fetten und wenig Ballaststoffen wie faserreiches Gemüse, Obst und Salate leistet dem Dickdarmkarzinom Vorschub. Vorsorge könnte gegen diesen Krebs möglicherweise durch eine ausgewogene, gemischte und vor allem fettarme Nahrung betrieben werden.

Ein großer Fortschritt wurde mit der Einführung der *Testbriefchen* Anfang 1977 erzielt. Mit diesem Krebstest können schon Hinweise auf Anfangsstadien der Dickdarmkrebse gefunden werden, aber auch ein großer Prozentsatz von Krebsvorstufen wird so entdeckt. Ergänzend dazu führt der Arzt im Rahmen der Vorsorgeuntersuchung noch die *»Finger-Probe«* durch, d. h. er tastet den Anfangsteil des Mastdarms nach Geschwülsten oder Polypen ab.

Besteht der geringste Verdacht, wird die zweite Diagnostik-Etappe einsetzen. Mit *Rektoskop, Röntgenkontrastdarstellung* oder sogar *Koloskop* fahnden die Ärzte nach den versteckten Blutungsquellen in der Dickdarmschleimhaut.

Man kennt auch Risikogruppen, die einer besonders strengen Vorsorge bedürfen, die aber im Einzelfall festgelegt werden muß.

Das Dickdarmkarzinom ist für die Vorsorge besonders geschaffen: es *wächst normalerweise nicht schnell*, läßt also dem Kranken und Arzt Zeit, auf seine Existenz aufmerksam zu werden. Und außerdem verrät es sich durch *kleine Blutungen*, die mit dem *Stuhl ausgeschieden* werden und mit den modernen Tests nachzuweisen sind. Schließlich erlauben die *endoskopischen Verfahren* eine genaue Kontrolle der Darmschleimhaut und die Entnahme von Gewebeproben zur Beantwortung der Frage, ob die verdächtigte Veränderung tatsächlich auf einen Krebs oder auf einen anderen krankhaften Prozeß zurückzuführen ist. Im *Frühstadium* entfernt, bedeutet dies eine große *Heilchance: 80 bis 90 Prozent.*

Fall Philipp – Hoden und Prostata

Philipp gibt sich seit einiger Zeit lustlos, unfreundlich, abgeschlafft. Seine Freundin Susanne, jung, hübsch und liebeshungrig, trifft das ganz besonders. Sie befürchtet, Philipp wolle sie loswerden. Aber auch seine Arbeitskollegen beim TÜV bekommen Philipps mißmutige Stimmungslage zu spüren. Er will sich vom Faustballtraining drücken, obwohl ein wichtiges Turnier bevorsteht. Erst als sein Freund Dieter auf ihn einredet, läßt er sich wieder breitschlagen. Aber seine Leistung beim Training war alles andere als überzeugend. Dieter macht ihm Vorwürfe. Aber Philipp rechtfertigt seinen »Schongang«, allerdings mit einem erstaunlichen Argument. Er möchte nicht noch einmal eine solche Bombe in die Hoden bekommen wie vor zehn Tagen, sagt er und klagt, sein linker Hoden sei immer noch geschwollen. Ob diese Schwellung schon vorher da war, weiß er nicht. Erst durch den Sportunfall hat er sie bemerkt. Und das macht ihm nun zu schaffen, obwohl er keinerlei Schmerzen hat. Aber er schämt sich, seiner Freundin davon zu erzählen oder gar sie sehen zu lassen, was ihn beunruhigt. Seine Verunsicherung hat aber noch einen anderen Grund: Er denkt an Hodenkrebs. Vor einiger Zeit hat er in der Zeitung gelesen, daß ein Fußballspieler daran gestorben sei. Seine Krebsangst behält Philipp zunächst für sich. Als Dieter ihm ins Gewissen redet, sich doch untersuchen zu lassen, gibt er nach. Dem Arzt gesteht er gleich seine Angst. Der kann ihn aber beruhigen. Aus Sportverletzungen entsteht kein Krebs. Und es gibt noch eine Menge anderer Ursachen für schmerzlose Hodenschwellungen. Eine einfache Untersuchung mit der Taschenlampe bewies, daß auch bei Philipp nichts Bösartiges im Wachsen war, sondern ein Wasserbruch vorlag. Der Lichtkegel der Taschenlampe ging durch den Hodensack hindurch, ein Hinweis, daß eine wäßrige Flüssigkeit die Schwellung verursachte. Zurück bei Susanne, beichtet er seine Ängste und entdeckt, daß Susanne viel verständnisvoller ist, als er zu träumen gewagt hatte.

Philipps Hodenschwellung kann durchaus von einem Sportunfall herrühren. Auf einen kräftigen Stoß oder Schlag reagieren die Hüllen, die den Hoden umgeben, auf ihre Weise: Sie sondern eine wäßrige Flüssigkeit ab. Der Hoden schwillt an. Eine solche Schwellung bleibt meistens einseitig, denn die beiden Hoden des Mannes sind von der Natur sorgsam getrennt worden. Nicht immer ist eine Behandlung nötig; die Schwellung schrumpft oft nach einigen Tagen wieder weg, als wäre nichts gewesen. Nur in seltenen Fällen muß der Arzt nachhelfen. Er sticht dann die Flüssigkeitsblase an und läßt ab.

Dennoch war es richtig, daß Philipp nicht noch länger gewartet hat. Solche schmerzlosen Schwellungen müssen vom Fachmann begutachtet werden. Gerade bei Männern *zwischen 20 und 40* tritt nämlich auch der Hodenkrebs auf, und ein Laie kann den Wasserbruch vom beginnenden Krebs nicht zuverlässig unterscheiden.

Dieser den Männern vorbehaltene Krebs hat einige Merkmale gemeinsam mit den Wasserbrüchen: Er wächst zunächst schmerzlos und erzeugt lediglich eine Schwellung. Der springende Punkt: Die Schwellung bleibt beim Krebs, geht nicht nach Tagen wieder zurück, sondern wird eher größer.

Häufig wird der Hodenkrebs bei einer Gelegenheit entdeckt, wie sie beispielsweise auch Philipp zum Arzt führte. Nach einem kräftigen Schuß oder Wurf in den Hoden, was übrigens außerordentlich schmerzhaft sein kann, betrachten die Freizeitathleten den Hoden genauer und tasten die Verdickung. Die reflexhafte Überlegung: Das kommt vom Aufprall. Daß ein Hoden schon seit einigen Wochen größer und derber ist als der andere, ist nicht aufgefallen. Kaum jemand denkt daran, daß sich dort ein Krebs ansiedeln könnte. Und wenn tatsächlich etwas Auffälliges am Hoden vorliegt, zeigen die meisten jungen Männer unerwartete Schamgefühle, auch ihren Partnerinnen gegenüber, mit denen sie über solche Probleme eigentlich sprechen können müßten. Philipp ist dafür ein Paradebeispiel.

Das ist die Tragik dieser Krebsform: Daß am Hoden etwas nicht in Ordnung ist, wird so lange verheimlicht, verdrängt, daß jeder zweite Hodenkrebskranke erst in die Klinik kommt, wenn schon Tochterabsiedelungen, Metastasen gebildet wurden. Dann müssen alle Register moderner Krebstherapie gezogen werden, um den Patienten noch zu retten oder ihm wenigstens einige beschwerdefreie Jahre zu verschaffen.

Dabei wäre die *Früherkennung* so einfach. Die Männer im gefährdeten Alter *zwischen 20 und 40* brauchten sich nur regelmäßig selbst zu kontrollieren, selbst die Hoden auf Verdickungen oder Verhärtungen abzutasten. Was für die Frauen recht ist, nämlich die Selbstuntersuchung der Brust, sollte für die Männer billig sein. Und es ist billig in doppeltem Sinne: eine *unkomplizierte* Untersuchung, zu der *keine Hilfsmittel* nötig sind.

Vorschlag: Persönliche Krebsvorsorge zu zweit

Wir haben schon im Kapitel Brustkrebsvorsorge empfohlen, daß die Männer bei ihren Frauen nachkontrollieren sollten, ob verdächtige Knoten vorliegen. Was spricht eigentlich dagegen, daß die Männer ihre Selbstuntersuchung des Hodens auch von ihren Frauen nachkontrollieren lassen? Auch hierfür gilt: Vier Hände finden mehr als zwei. Das wäre verantwortungsbewußte Partnerschaft!

Früherkennung bedeutet auch beim Hodenkrebs berechtigte Aussicht auf Heilung. Was schon bei anderen Krebsformen erläutert wurde, trifft auf den Hodenkrebs ganz besonders zu: Hinter der Geschwulst können sich ganz unterschiedliche Karzinome verbergen, mit anderen biologischen Eigenschaften und verschiedenen Graden von Bösartigkeit. Aber für alle Ausprägungen gilt die Forderung nach möglichst frühzeitiger Entfernung des Krebses.

Prostatakarzinom

Während der Hodenkrebs eine Krankheit junger Männer ist, kommt die bösartige Geschwulst der Prostata fast ausnahmslos im Alter vor, größtenteils sogar im fortgeschrittenen Alter. In der *Häufigkeitsskala* der Krebstodesursachen beim Mann folgt der *Prostatakrebs* nach dem Lungen-, Magen-, Darmkrebs an *vierter* Stelle.

Die Prostata zählt zu jenen Drüsen, von deren Existenz man erst Notiz nimmt, wenn sie geschädigt sind. Sie hat Form und Größe einer Kastanie und sitzt am Anfangsteil der Harnröhre, direkt unterhalb der Harnblase. Die Harnröhre läuft mitten durch. Mit dem Urin hat diese Drüse nichts zu tun, sie produziert ein Sekret, das für die Befruchtung notwendig ist: Kommt es während des Geschlechtsverkehrs zum Samenausstoß (Ejakulation), mischt die Vorsteherdrüse ihr Sekret bei. Dadurch werden die Samenfäden, die Spermien, erst richtig aktiv. Vorher sind sie kaum beweglich, stillgelegt, in Wartestellung.

Im Alter beginnen die meisten Männer ihre Prostata zu spüren. Ihr Innenteil vergrößert sich nämlich und engt dabei die Harnröhre ein. Die Folgen: Harnrückstau und zunehmende Schwierigkeiten beim Wasserlassen. Das kann solche Formen annehmen, daß der Urologe eingreifen muß. In einer Operation sorgt er dafür, daß der Harn wieder freien Abfluß bekommt.

Auch der Außenteil der Prostata neigt im Alter zu Veränderungen, allerdings nicht zu so gutartigen. In ihm wächst der Prostatakrebs. Seine Wachstumseigenschaften sind aber nicht mit denen anderer Krebsformen zu vergleichen. Höchstens noch mit denen des Gebärmutterhalskarzinoms. Auch diese Geschwulst bildet erst eine Vorstufe (Carcinoma in situ), die alle Eigenschaften von Karzinomzellen aufweisen, nur eine nicht: Sie vermehren sich nicht zügellos, sondern bleiben auf ihr »Nest« begrenzt. Eine Zeitbombe, die erst nach Jahren losgeht. Den Zeitpunkt der Explosion kann allerdings niemand genau berechnen.

Der »Sprengsatz« im Gesäß des Mannes

Ähnlich ist die Situation beim Prostatakrebs, obwohl dieser offenbar noch länger im Startloch sitzt und in einem hohen Prozentsatz auch nie ein Startsignal bekommt. Solche »Sprengsätze im Gesäß« sind außerordentlich verbreitet. Aus den Untersuchungen an Verstorbenen (Sektionen) weiß man, daß etwa *jeder vierte Mann über 50* und sogar *jeder zweite über 70 einen Krebskeim* in der Prostata trägt. Nur in etwa 5 Prozent dieser Fälle zündet der »Sprengsatz« und es kommt zum bösartigen Wachstum mit allem Drum und Dran, Zerstörung von Nachbarorganen und vor allem Absiedlungen und Tochtergeschwülste in anderen Körperteilen. Es ist aber wie beim Glücksspiel: Niemand kann vorhersagen, ob und wann sich ein solches Krebsnest zur Zügellosigkeit entschließt. Wovon hängt die Zündung der Zeitbombe ab? Gibt es Möglichkeiten, einfach den Zündsatz zu entfernen, ohne eine eingreifende Operation durchzuführen? Fragen, die sich die Wissenschaftler heute stellen. Schlüssige Antworten sind noch nicht zu erhalten. Fest steht nur, daß die Urologen nicht so vorgehen können wie die Gynäkologen im Fall des »ruhenden« Gebärmutterhalskrebses. Dieser läßt sich radikal ausräumen, ohne daß die Frau Folgeschäden zu befürchten hätte. Die totale Entfernung der Prostata ist unvergleichlich schwieriger und komplikationsträchtiger. Was sich kaum vermeiden läßt: Die meisten Männer werden nach dem Eingriff impotent, und ein beachtlicher Prozentsatz muß mit Störungen beim Wasserlassen rechnen. Deshalb werden Nutzen und Risiken dieses Eingriffs besonders sorgfältig abgewogen, ehe man ihn empfiehlt.

Warum die Vorsorgeuntersuchung der Männer so wichtig ist und in viel stärkerem Maße wahrgenommen werden sollte: Es müssen die Fälle herausgefunden werden, bei denen eine Radikaloperation gleichbedeutend ist mit Heilung.

Wie läuft nun eine *Prostata-Vorsorgeuntersuchung* im einzelnen ab? Aufgerufen dazu sind die Männer *ab 45, spätestens ab 50.* Im Vordergrund seht der Finger-Test. Der Arzt führt den mit einem Gummifingerling und Gleitcreme »bewaffneten« Zeigefinger in den After ein und sucht mit der Fingerkuppe die Prostatarückseite, die dem Mastdarm anliegt. Er prüft sie auf Unterschiede in der Festigkeit, der Konsistenz. Krebsknoten fallen durch besonders harte, knochenharte Konsistenz auf. Dieses Abtasten macht keine Beschwerden. Schmerzlos ist auch die sog. Feinnadelbiopsie. Damit werden mit einer langen, dünnen Nadel, die einer Spritze aufsitzt, aus dem verdächtigen Prostatabezirk Zellen abgesaugt. Ergibt die Untersuchung einen ruhenden Krebskeim, werden diese Patienten im allgemeinen in ein Kontrollprogramm aufgenommen, das verhindern soll, daß sich unbemerkt ein aggressiver Krebs entwickelt. Das Anstechen des Krebsnestes erachten die Experten als ungefährlich. Risikogruppen, wie wir sie bei den anderen Krebsformen kennengelernt haben, lassen sich beim Prostatakrebs nicht benennen. Höchstens das Alter: *Zwischen dem 65. und 75. Lebensjahr werden die meisten Prostatakrebse aktiv.*

Völliges Rätselraten herrscht über die Ursachen dieses Karzinoms. Ohne sich festlegen zu lassen, verdächtigen die Wissenschaftler die männlichen Geschlechtshormone. Sie sind normalerweise für die Reifung der Prostata-Drüsenzellen verantwortlich, auch für ihr Wachstum in der Entwicklungsphase. Ihnen auch noch anzulasten, daß sie die Zellen zum Entgleisen bringen, wäre verständlich, trifft aber offenbar nicht zu. Heute räumt man den männlichen Geschlechtshormonen die Rolle eines Förderfaktors ein. Fängt der Krebs bereits an sich auszubreiten, so wird sein Wachstum wahrscheinlich von den Hormonen angeregt, angefeuert. Auslösenden Charakter sollen dagegen übergeordnete Hormone oder Substanzen aus dem Hoden haben – sollen, wohlgemerkt. Fest steht jedenfalls, daß Kastraten (Männer, denen der Hoden entfernt oder zerstört wurde) keinen Prostatakrebs bekommen. Den Einfluß der Geschlechtshormone nützen die Mediziner aus. In bestimmten Fällen von fortgeschrittenem Prostatakarzinom hat sich die Gabe von weiblichen Hormonen bewährt.

Allein aufgrund eines positiven Tastbefundes, wenn der Finger des Arztes eine verdächtige Stelle in der Prostatahinterwand findet, darf keine Therapie durchgeführt werden, das versichern die Experten nachdrücklich und übereinstimmend. Bevor solche Überlegungen angestellt werden, muß bekannt sein, welche biologischen Eigenschaften die ruhenden Krebszellen haben. Von einigen Typen weiß man, daß sie zwar später entarten und zu wachsen beginnen können, es genügt aber, sie im Auge zu behalten. Andere Typen verraten dem Pathologen ihre bösen Absichten gewissermaßen auf einen Blick. In diesen Fällen gilt es nun zu entscheiden, was zu tun ist. Da die meisten Prostatakrebse nach dem 60. Lebensjahr wild werden, kommt eine Radikaloperation oft nicht mehr in Frage: Das Allgemeinbefinden oder andere Krankheiten lassen einen so schweren Eingriff nicht zu. Nach dem 70. Lebensjahr wird zumeist

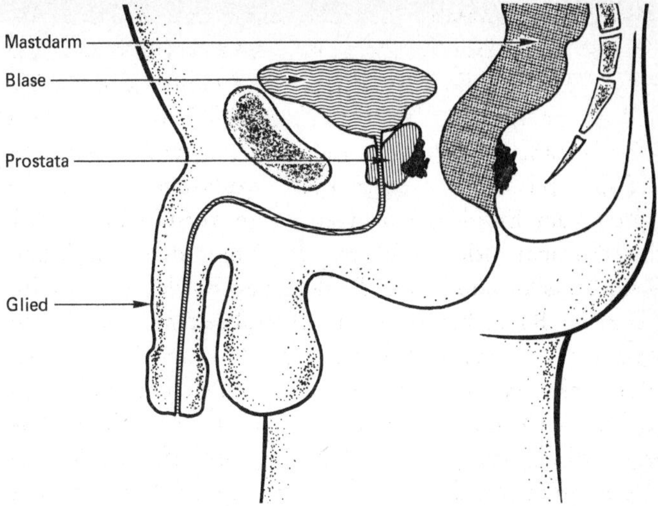

Mit der »Finger-Untersuchung« wird sowohl nach dem Mastdarmkrebs als auch nach dem Prostatakrebs gefahndet. Die bösartigen Wucherungen wurden auf der Zeichnung mit schwarzen Flecken dargestellt.

überhaupt auf eine totale Ausräumung verzichtet. Aber auch für diese Patienten sind Behandlungsmethoden ausgearbeitet worden, um die »Zellexplosion« zu dämpfen. Eine Radikaloperation kommt auch nicht in Betracht, wenn sich bereits Absiedlungen des Prostatakrebses in anderen Organen eingenistet haben.

Dagegen sind sich die Fachleute einig, daß etwa ein 45jähriger Mann, bei dem ein hochgradig bösartiges Prostatakarzinom im Anfangsstadium festgestellt wird, unbedingt einer Radikaloperation unterzogen werden sollte, sonst sind seine Chancen vertan. Es ist also nicht so, daß die Urologen blindwütig drauflos operieren, wie so mancher Kritiker unterstellt, vielmehr wird genau abgewogen, ob und welcher Eingriff im Einzelfall am geeignetsten ist.

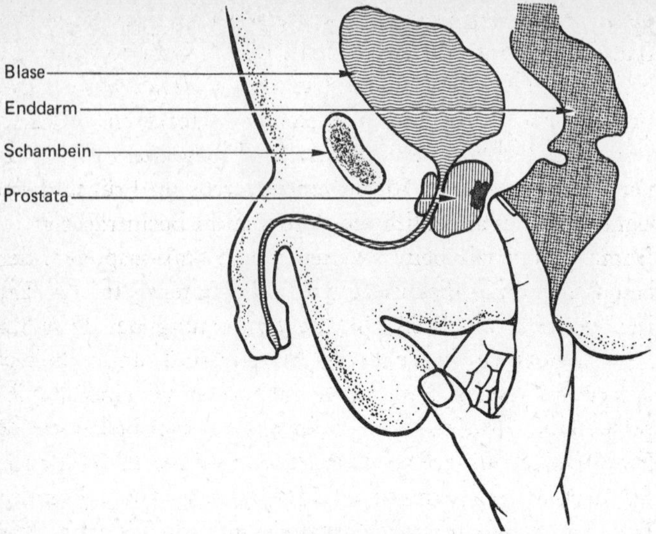

Auf dem Umweg über den Mastdarm kann der Arzt die Rückseite der Prostata nach Knoten abtasten. Die Mehrzahl der Prostatakrebse entsteht in diesem leicht kontrollierbaren Teil der Prostata. Ob es Krebs ist oder eine entzündliche Veränderung, was der Arzt spürt, kann erst die Untersuchung von Zellen aus der Drüse entscheiden. Dazu werden meist mit Hilfe einer feinen Nadel vom Mastdarm aus Prostatazellen aus dem verdächtigen Bezirk abgesaugt.

Wie angedeutet, ist die Entfernung der Prostata risikobelastet. Die gefürchtete Komplikation ist nicht etwa die Impotenz, sondern die Inkontinenz, das dauernde Nässen wegen eines Defekts am Schließmuskel der Blase. Diese Gefahr droht durch die radikale Ausräumung der Prostata samt umliegendem Gewebe, einschließlich der Bläschendrüse. Diese Komplikation tritt aber nicht zwangsläufig auf, sondern hängt wesentlich von der Operationstechnik und auch vom Können des Operateurs ab. Viele Urologen bevorzugen deshalb besonders bei alten Herren den Zugangsweg über die Harnröhre und nicht über den Bauch, das Standardverfahren. Eine Methode, auf die einige Urologen schwören, ist die *Kältechirurgie:* Die Prostata wird mit einer Kältesonde eingefroren und zerstört. Das Gefrier-Verfahren soll sich besonders für Männer *zwischen 40 und 50* mit einem Krebs im Frühstadium eignen, weil es angeblich die Potenz nicht beeinträchtigt.

Damit wären wir beim zweiten Komplikationspunkt, der besonders hitzig diskutiert wird: die Potenz. In der Tat ist Impotenz als Preis für die Entfernung der Prostata hoch anzusetzen, je jünger die Männer sind, um so höher. Allerdings taucht diese Frage meist erst zu einem Zeitpunkt auf, wo die Potenz nicht mehr soviel bedeutet: 90 Prozent der Operationskandidaten sind über 60 Jahre alt. Dazu meint der Stuttgarter Urologe Dr. Hans Joachim Reuter in einem Interview treffend: »Nur noch zehn Prozent der Sechzigjährigen gehen im Monat vielleicht ein- oder zweimal der Liebe wegen ins Bett.

Ob und was getan werden soll, entscheidet letztlich der Kranke. Die Fachleute können nur empfehlen und die verschiedenen Möglichkeiten samt ihren Vorteilen und Risiken erläutern. Was erreicht werden kann, drückt Prof. Dr. Winfried Vahlensieck, Direktor der Urologischen Universitätsklinik Bonn, so aus: »Wir rechnen nach einer radikalen Operation eines Prostata-Frühkarzinoms mit einer normalen Lebenserwartung wie bei den Patienten ohne Karzinom. Wir rechnen auch mit einer normalen Lebenserwartung bei Patienten mit einem Karzinom, das im Frühstadium festgestellt wurde und hormonell gegengeschlechtlich behandelt wurde. Und man muß betonen: Selbst bei fortgeschrittenen Prostatakarzinomen mit Tochterabsiedlungen etwa im Skelett können wir eine ganz erhebliche Verlängerung des Lebens für die Patienten erreichen, verbunden mit einer Verbesserung der Lebensqualität.«

Zusammenfassung Prostatakrebs

Nur ein kleiner Prozentsatz der Krebskeime in der Prostata beginnt zu wuchern, meistens jenseits des 60. Lebensjahres. Wann und wie bösartig das Wachstum beginnt, kann nicht vorhergesagt werden. Deshalb ist es wichtig, solche ruhenden Geschwulstnester erst einmal zu finden und sie dann unter Kontrolle zu behalten. Das ist aber nur möglich, wenn die Prostata-Krebsvorsorge ernstgenommen wird. *Ab dem 45., spätestens ab dem 50. Lebensjahr* sollte im Rahmen der Krebsvorsorgeuntersuchung (in der auch nach dem Dickdarmkrebs gefahndet wird) der *»Finger-Test«* durchgeführt werden. Auf diese simple Weise tastet der Arzt die Prostataveränderungen vom Mastdarm aus und entdeckt dabei die Mehrzahl der verdächtigen Stellen. *Eine Zell- oder Gewebeprobe* aus einem solchen Knoten bringt dann die Gewißheit, ob ein nicht aktiver Krebskeim mit noch friedlichen Absichten vorliegt oder bereits einer »auf dem Sprung«. Oder aber ein schon ausgreifend wachsendes Karzinom.

Je nach Befund wird sich das weitere Vorgehen entscheiden: Abwarten, regelmäßige Nachkontrolle oder Krebsoperation. Es ist eine leichtfertig und gewissenlos in die Welt gesetzte Behauptung, auch ruhende Krebskeime müßten nach herrschender Lehrmeinung grundsätzlich radikal entfernt werden. Das ist schlichtweg falsch. Was im Einzelfall geschehen soll, hängt nicht nur von der Gut- oder Bösartigkeit eines Karzinoms ab, sondern auch vom Alter des Patienten und seiner Belastungsfähigkeit. Kein Zweifel: Die Radikaloperation ist ein schwerer Eingriff. In vielen Fällen aber, das betonen die Fachleute immer wieder, der einzige Weg zur Heilung.

Fall Susanne – Haut

Ein Bild, das wohl keinen Mann gleichgültig läßt: Susanne, 20 Jahre, bietet ihre Traumfigur der Sonne dar. Ort der Handlung: ein Badestrand irgendwo im Süden, mit allem Drum und Dran, mit »Strandtigern«, Mamas, Bambinos. Susannes einziges Urlaubsziel: möglichst streifenlose Bräune, damit die Hinterbliebenen im Büro vor Neid erblassen. Dafür tut sie alles; läßt sich in der mittäglichen Gluthitze grillen. Den Sonnenschirm braucht sie nur, damit es wenigstens die Sonnencreme kühler hat, das wichtigste Utensil zur Zeit. Daß es sich die Einheimischen unterm Sonnenschirm und noch dazu mit leichter Kleidung bequem machen, nötigt ihr nur ein mitleidiges Lächeln ab. Die wissen halt die Gottesgaben nicht zu nutzen, denkt sie und blinzelt in den prallen Glutball am Himmel. Auch ihre Zimmergenossin wundert sich über die Bräuche der Einheimischen: »Die müssen sich ja zu Tode schwitzen. In dieser Hitze Blusen und Hemden anhaben!« Am Rande bekommen die beiden Germanen-Töchter mit, daß sich ihre Strandnachbarn lediglich vor einem Sonnenbrand schützen wollen und keine religiösen Gründe für ihr »hochgeschlossenes« Auftreten haben.

Mit vielen »Bratstunden« am Strand schaffte es Susanne schließlich. Am letzten Urlaubstag kann sie mit Genugtuung ihren »Anstrich« begutachten. Die Wirkung auf die Arbeitskollegen, vor allem auf die Kolleginnen, bleibt nicht aus. Sie fühlen sich wie Bleichgesichter an Susannes Seite. Dieses Scharwenzeln um Susanne geht Isolde auf die Nerven. Sie entschließt sich zu einer Roßkur: Urlaubsbräune mit der Höhensonne ist ihr Geheimrezept. Gesicht und Busen sollen auf die Schnelle »eingefärbt« werden. Damit es möglichst rasch geht, läßt sie sich viel länger bestrahlen, als es die Gebrauchsanweisung erlaubt. Die Überraschung kommt am nächsten Morgen. Die bestrahlten Hautpartien brennen wie Feuer. Anstatt des ersehnten Brauns ist sie krebsrot: ein Höhensonnenbrand. Aber sie erträgt ihn mannhaft. Was tut man nicht alles für die Schönheit! Daß die Haut durch solche Gewaltakte leidet und sich später dafür rächt, interessiert jetzt nicht. Isolde will sein wie Susanne: knusperbraun.

Was zeichnet den modernen Erfolgsmenschen aus? Dynamik, Kreativität, die »richtige« Zigarette und Florida-verdächtiger Bronzeteint. So jedenfalls will uns die Werbung sehen. Sonnengebräunte Haut wird außerdem noch als »Aushängeschild« strotzender Gesundheit und Lebenskraft »verkauft«. Nur so läßt sich offenbar das unübersehbare Angebot an Sonnenschutzmitteln – und -mittelchen – unter die Leute bringen. Und wenn die Sonne einmal »streiken« sollte, braucht man nicht zu verzagen. Die kosmetische Industrie hat »Nachhilfen« parat. Nicht zu vergessen die Höhensonne, als Sonnenersatz.

Die Haut, das wichtigste »Vorzeige-Organ«, läßt sich das alles anscheinend gern gefallen. Daß der Anschein trügt, kommt einem schmerzlich zu Bewußtsein, wenn man übertrieben hat: Der Sonnenbrand ist die wohl bekannteste akute Schädigung der Haut. Ein unbestreitbarer Beweis, daß Umwelteinflüsse die Haut nicht gleichgültig lassen. Den größten Einfluß übt das Sonnenlicht aus, und zwar speziell der Ultraviolett-Anteil des Lichts. Er ist Gift für die Haut, das um so stärker wirkt, je intensiver und länger er einstrahlt. Mehrere Auswirkungen des UV-Lichts lassen sich unterscheiden:

- Da ist zunächst jener Folgeschaden, den Isolde zu spüren bekommen hat: der Sonnenbrand, eine Verbrennung durch UV-Strahlen.

Die leidenschaftlichen Sonnenanbeter bekommen die Langzeitwirkung an ihrer Haut später zu sehen. Die Haut wehrt sich gegen das UV-Licht nicht nur durch die vermehrte Bildung eines braunen Farbstoffs, des Melanins (der Stoff, der die geliebte Bräune macht), sondern auch durch andere Umbauerscheinungen, die dazu führen, daß sie derber, runzeliger wird. Sie altert vorzeitig. Auf diese Bescherung sind die meisten Sonnenhungrigen, die sich jahre- oder jahrzehntelang große Mühe gegeben haben, damit ihre Bräune ja nicht verblaßt, nicht gefaßt. Trotz aller kosmetischen Tricks läßt sich eine solche Altershaut kaum verheimlichen.

- Die Schädigung der Haut kann durch eine Reihe von chemischen Verbindungen begünstigt werden. Sie machen die Haut besonders empfindlich auf Licht. Man kennt eine solche Wirkung unter anderem vom Teer. Offenbar liegt bei vielen Menschen auch eine besondere Veranlagung vor, auf Lichteinstrahlung überschießend zu reagieren, mit Entzündungserscheinungen. So kennen die Hautfachärzte z. B. eine solche Überreaktion auf parfümierte Toilettenwasser. Gehen Frauen mit dieser besonderen Veranlagung in die Sonne, nachdem sie sich parfümiert haben, kommt es an den unbedeckten benetzten Stellen zu Rötung und Bläschenbildung.
- Und schließlich die folgenschwerste Schädigung, der Hautkrebs. Daß langjährige UV-Einstrahlung auf die Haut an seiner Entstehung zumindest mitschuldig ist, wird heute nicht mehr bestritten. Darauf weist auch die Beobachtung hin, daß die meisten Hautkrebse auf unbedeckten Stellen wachsen, im Gesicht, auf den Handrücken, Unterarmen und Unterschenkeln. Prof. Dr. Ernst Jung vom Klinikum Mannheim spricht von »Sonnenterrassen«: Kinn, Wangen, Stirn, Ohren und Handrükken sind UV-Strahlen ständig ausgesetzt.

Der Hautkrebs hat viele Gesichter. Man kennt mehrere Karzinome der Haut, die nichts miteinander zu tun haben, angefangen von nur umgrenzt wachsenden Wucherungen bis hin zum äußerst bösartigen Pigmentkrebs, der schon frühzeitig die Invasion in den Körper beginnt. Ihr einziges gemeinsames Merkmal: Sie beginnen »zufällig« auf der Haut zu wachsen.

Weshalb die Vorsorge auch bei diesen Krebsen sehr wichtig ist: Sie fangen ihr Zerstörungswerk nicht über Nacht an, sondern entwickeln sich häufig aus Vorstufen. Das ist wieder die Chance. Auch für die Hautkrebse gilt: Je früher erkannt und entschärft, desto größer die Sicherheit, geheilt zu sein.

Im Gegensatz zu vielen anderen Krebsformen scheint bei den Hautkrebsen eine *Vorbeugung möglich* zu sein, nämlich durch weitgehendes Vermeiden der verdächtigen Auslösefaktoren. Das soll nicht heißen, daß jeder Badeurlaub oder Gletscheraufstieg unterlassen werden sollte. Dagegen ist überhaupt nichts einzuwenden, wenn man sich der Gefahren bewußt ist und sich auch entsprechend verhält. Gewarnt wird vor Übertreibungen und überstürztem Sonnenbaden. Überstürzt heißt, wenn man sich schon am ersten Sonnentag stundenlang von der prallen Sonne rösten läßt. Das Ergebnis ist keine Bräunung, sondern Rötung – vom Sonnenbrand. Daran ändern meistens auch Cremes und Badeöle nichts. Wer nichts unversucht läßt, um das ganze Jahr über knusprig braun zu sein, handelt sich damit nach Jahrzehnten eine Altershaut oder, wie die Fachleute auch sagen, eine Seemannshaut ein und ein höheres Risiko, an Hautkrebs zu erkranken. Besonders achtsam sollten auch jene sein, die einen »Freiluft-Beruf« ausüben: Seeleute, Landarbeiter, Forst- und Bauarbeiter. Sie sollten Hautveränderungen nicht einfach als schicksalhafte Gegebenheit hinnehmen, sondern sie dem Arzt zeigen. Zum Beispiel bei einer Krebsvorsorgeuntersuchung. Einige Veränderungen gibt es, die sehr ernst zu nehmen sind, sie weisen schon auf eine beginnende Entartung hin.

Signale auf der Haut: Krebsvorstufen

Das häufigste Krebssignal auf der Haut sind die sogenannten *Keratome,* Schwielen, die meist erst *nach dem 50. Lebensjahr* auftauchen, und zwar fast ausnahmslos an den »Sonnenterrassen« des Körpers, an Nase, Stirn, Schläfen, Unterlippe, Handrücken. Bei Männern werden die Ohrspitzen, der Nacken und die Glatze bevorzugt betroffen.
Zunächst entstehen rötliche, etwa pfenniggroße Flecken, die bald eine rauhe Oberfläche bekommen und schließlich stark verhornen und bräunlichgrau werden. Im Laufe der Zeit können diese Verhornungen aussehen wie Warzen. Diese Hornflecken neigen zur Entartung, deshalb empfehlen die Hautspezialisten, besonders verdächtige Keratome zu entfernen. Solche Schwielen können manchmal bizarre Formen annehmen: Sie wachsen wie ein Horn auf Stirn, Nase, Augenbrauen oder auch Handrücken. Diese Hauthörner entarten ebenfalls mit großer Wahrscheinlichkeit. Die operative Entfernung macht meist keine großen Schwierigkeiten und beugt einem Karzinom vor.
Als Vorstufe eines Krebses wird auch die Verhornungsanomalie auf den Lippen angesehen. Bemerkenswert dabei, daß der Lippenkrebs so gut wie immer die Unterlippe betrifft. Gefährdet sind vor allem Raucher, besonders Pfeifenraucher, aber auch Glasbläser und Teerarbeiter. Die jahrelange Reizeinwirkung verursacht zusammen mit dem Förderfaktor UV-Licht eine Umwandlung der Zellen, die sich in kleinen, weißlich-trüben Verdickungen äußert. Aus solchen *Leukoplakien* kann sich ein Krebs entwickeln, deshalb ist Vorsicht und fachmännische Kontrolle geboten.
Überhaupt sollten alle nicht von selbst abheilenden *knotigen Hornflecken oder -krusten,* die meistens erst *ab 50* zu

wachsen beginnen, dem Arzt gezeigt werden. Warnzeichen sind plötzliche Vergrößerung solcher Stellen, entzündliche Veränderungen oder auch Zerfall und Umbau einiger Bezirke in der Schwiele.

Wie sich der Pigmentkrebs (Melanom) verrät

Ganz im Vordergrund des Interesses bei den Hautkrebsen steht das Melanom, eine Wucherung der Farbstoffzellen, die das braune Pigment Melanin produzieren. Mit den anderen bösartigen Wucherungen der Haut hat es nur wenig gemeinsam. Gerade weil es so gefährlich ist, sollten die Vorstufen von Experten begutachtet und notfalls entfernt werden. Welche Rolle die UV-Strahlung hier spielt, ist unklar. Wahrscheinlich eine kleinere als bei den anderen Hautkrebsen, denn das Melanom kann an jeder Hautstelle entstehen, gleichgültig ob immer dem Licht ausgesetzt oder meistens bedeckt. Selbst an den inneren Schleimhäuten entwickeln sich Melanome; am häufigsten sitzt es aber an Kopf, Beinen, Fußsohlen, Handinnenflächen und im Nagelbereich. Auffällig auch die »Bevorzugung« der Frauen. Meistens wuchert das Melanom auf bereits bestehenden Hautveränderungen, auf Muttermalen oder speziellen dunklen Flecken, die in der zweiten Lebenshälfte auftauchen.

Muttermale sind meistens harmlos. Kaum jemand, der nicht einen solchen milchkaffeefarbenen, bläulichschwarzen oder schiefergrauen Fleck an seinem Körper hätte. Im Gesicht heißen sie »Schönheitsflecken« und haben kosmetische Bedeutung. Bei der Geburt sind sie nur selten ausgeprägt, sie kommen zumeist erst in den Reifungsjahren der Pubertät zum Vorschein. Ihre Ausdehnung kann recht unterschiedlich sein, von Linsengröße bis zu flächenhaften, zackigen, unregelmäßigen »Farbtupfern«.

Anlaß zur Besorgnis ist erst gegeben, wenn die ruhenden Pigmentflecken sich zu verändern beginnen, sei es, daß sie plötzlich größer werden und wie ein Pustel hochwachsen, sei es, daß sich Farbverschiebungen abzeichnen und ein dunklerer Knoten innerhalb des Flecks entsteht, sei es, daß sich der Bereich entzündlich rötet, zu nässen oder zu bluten beginnt. Das sind alles wichtige Hinweise auf eine Entartung, die unbedingt zum Facharzt führen sollten. Der wiederum, wenn sich nicht ein anderer Grund für die Veränderung finden läßt, entfernt das unruhig gewordene Muttermal im ganzen und schickt es zur feingeweblichen Untersuchung. Er geht aber so vor, daß gleich der ganze Fleck beseitigt wird. Stellt sich heraus, daß bereits ein bösartiger Tumor im Sinne eines Melanoms vorlag, hat der Patient Glück gehabt. Es wurde gewissermaßen kurz nach der Geburt erwischt. Trotzdem müssen sich die Patienten einer regelmäßigen Nachkontrolle unterziehen.

Besonders hellhörig werden die Hautfachärzte, wenn ihnen der Besucher erzählt, der fast schwarze, rundliche oder auch x-förmige *Fleck* habe sich erst *nach dem 50. Geburtstag* gebildet. So sieht nämlich auch eine *Melanom-Vorstufe* aus, die es *beim geringsten Verdacht* zu entfernen gilt.
Als man früher die Diagnose Melanom stellte, hatte man nur noch wenig Hoffnung. Eine eifrige Erforschung vor allem des Wachstumsbeginns erlaubt heute größeren Optimismus. Man weiß, daß der Vergleich mit dem Steppenbrand, der schon sehr frühzeitig durch Funkenflug den ganzen Körper erfaßt, zumindest in dieser Verallgemeinerung falsch ist. Immerhin unterscheiden die Experten bereits *4 verschiedene biologische Typen des Melanoms.* Die für die Vorsorge wichtigste Erkenntnis aber: Die meisten Formen wachsen erst oberflächlich, breiten sich in der obersten Hautschicht aus, bevor sie in die Tiefe einbrechen und zu streuen anfangen. Die Größe der Pigmentwucherung ist

dabei Nebensache. Solange sich die Melanom-Zellen noch im obersten Hautanteil vermehren und wüten, besteht die Chance der Heilung. »Der Fleck muß weg, ganz ohne Rand«, könnte man die schnellstens erforderliche Behandlung umschreiben. Dabei geht der Operateur großzügig vor, er nimmt einen Sicherheitsabstand mit, schält das Melanom weit im gesunden Gewebe heraus. Kosmetische Gesichtspunkte sind zunächst nicht so entscheidend. Es geht darum, die Wucherung sicher zu entfernen, erst dann überlegt man sich, wie der Defekt am »schönsten« verdeckt werden kann. Das Überleben geht vor. Dennoch hat die »Wiederherstellende Chirurgie« zahlreiche Möglichkeiten, auch kosmetisch befriedigende Ergebnisse zu erzielen.

Zusammenfassung Hautkrebs

Für einen Großteil der Hautkrebse, nämlich der »Licht-Krebse«, wäre sogar eine *Vorbeugung* möglich: *Keine Übertreibungen beim Sonnenbaden, keine Sonderrationen von der Höhensonne.* Der Ultraviolett-Anteil des Lichts bewirkt bei jahrelanger starker Einstrahlung langfristige Veränderungen der Haut. Dabei ist die sog. Altershaut noch der harmloseste Folgeschaden, wenngleich sie natürlich bei Frauen mit 40 oder 50 kosmetische Probleme aufwirft. Bedenklicher werden schon entstehende Schwielen an den »Sonnenterrassen« des Körpers, den ständig dem Licht zugewandten, nicht verhüllten Körperteilen. Von solchen *Verhornungsflecken* weiß man, daß sie *entarten können* zu mehr oder minder bösartigen Krebsen. Nicht jede Altersveränderung der Haut muß freilich ein Krebssignal sein. Die meisten bleiben ruhig. Dennoch sollte man bei Gelegenheit den Arzt fragen, wie er solche Stellen einschätzt. Die beste Gelegenheit dazu ist die Vorsorgeuntersuchung auf andere Krebsformen. In den neuen Vorsorgerichtlinien

ist auch eine entsprechende Frage nach auffälligen Hautveränderungen enthalten. Erscheint der Fleck zweifelhaft, kann er meistens ohne viel Aufhebens entfernt werden.
Anders die Situation beim Krebs der pigmentbildenden Zellen, dem Melanom. Ihm gilt immer noch die besondere Aufmerksamkeit der Hautfachärzte. Nur bei wenigen Patienten entstehen diese dunklen, manchmal pechschwarzen Wucherungen auf gesunder Haut. Meistens gedeihen sie auf vorausgehenden Veränderungen, manchmal auf dem Boden eines Muttermals oder auf dunkel gefärbten Flecken, die sich erst nach dem 50. Lebensjahr bilden. Auf solche Signale sollte man achten. Beginnen Muttermale zu wachsen, werden sie plötzlich verletzlicher, so sollte das so lange beunruhigen, bis der Arzt entwarnt hat. Gerade die Diagnose Melanom verlangt auch vom Arzt große Erfahrung, und man tut gut daran, auch einen Hautspezialisten hinzuzuziehen, ehe weitreichende Entschlüsse gefaßt werden.
Wie bei den meisten anderen Krebsarten, bestimmt auch bei den Hautkrebsen die *Früherkennung* über den weiteren Verlauf. Die *Heilungsraten* bei den häufigsten Krebsformen der Haut *liegen sehr hoch.* Wichtig ist, daß die Krebsvorstufen von den harmlosen Altersveränderungen abgegrenzt werden. Die Vorstufen verlangen dann regelmäßige Kontrolle beim Hautfacharzt. Er legt auch die Termine fest, bestimmt, ob viertel-, halbjährliche oder nur jährliche Nachuntersuchungen erforderlich sind.

Krebs als Preis für unsere Zivilisation

Obwohl man in der Krebsursachen-Forschung noch im Nebel tappt, lassen sich bei einzelnen Krebsformen einige Faktoren annehmen, ohne die jedenfalls die Krebsentstehung nicht erklärbar wäre. Zum Beispiel die jahrelange starke Einwirkung der UV-Strahlen auf die Haut. Es hat lange

gedauert, bis man dahintergekommen ist, daß bestimmte chemische Elemente oder Verbindungen krebsauslösend wirken können.
Zum Beispiel das Arsen. Diese auch im letzten Jahrhundert als starkes Gift bekannte Substanz wurde – allerdings in niedriger Dosierung – als Heilmittel eingesetzt, u. a. bei der Schuppenflechte. In einigen Landstrichen gab es zudem noch arsenhaltiges Trinkwasser. Außerdem enthielten die Schädlingsbekämpfungsmittel als wesentlichen Wirkstoff Arsen, was sich besonders bei den Winzern bemerkbar machte. Sie schützten ihre Weinberge mit diesen Mitteln und schädigten sich selbst damit am meisten. Ihr speziell zubereiteter Haustrunk aus Nachpressungen enthielt stattliche Arsenmengen. Sie bekamen davon häufiger als die Durchschnittsbevölkerung typische Hautveränderungen, auch Hautkrebse, chronische Bronchitiden, auch Lungenkrebse, besonders häufig aber Leberkrebse. Für diese Leberkarzinome war nicht nur das Arsen ein fördernder Faktor, sondern zweifellos auch die Vorschädigung durch jahrelangen reichlichen Alkoholgenuß.
Vergleichbare Schäden traten auch bei Handwerkern und Arbeitern auf, die Teerprodukte be- oder verarbeiteten. Der Teerkrebs der Haut wurde bereits 1775 beschrieben, und zwar von einem englischen Mediziner, dem auffiel, daß zahlreiche Kaminkehrer bösartige Wucherungen am Hodensack hatten. Dieser typische und bei nicht mit Teer arbeitenden Berufszweigen außerordentlich seltene Krebs wurde dann auch gehäuft bei Arbeitern in Braunkohlen- und Paraffinfabriken gefunden sowie bei Webstuhlarbeitern, die mit Schieferöl zu tun hatten. Welche Substanzen aus dem Teer, Rohparaffin, Pech oder ähnlichen Stoffen letztlich krebserzeugend sind, blieb lange unklar. Erst als man die einzelnen Bestandteile des Teers chemisch rein darstellen konnte, fand man erste Spuren, fand beispielsweise das Benzypren, das mit großer Sicherheit Hautkrebs er-

zeugt, wenn man Versuchstiere damit bestreicht. Als diese Zusammenhänge aufgedeckt wurden, schlug die Geburtsstunde der Arbeitsmedizin. Heute spielt der Teerkrebs als Berufskrankheit keine große Rolle mehr. Durch hygienische Maßnahmen und Sicherheitsvorkehrungen werden die Arbeiter vor den Dämpfen weitgehend geschützt.

Eine große Schwierigkeit bei der Erforschung dieser krebsauslösenden Substanzen war ihre »langsame Wirkung«. Es vergingen oft Jahrzehnte, bis die Arbeiter ihren typischen Krebs bekamen. Dann war es problematisch, nur eine Substanz als Ursache nachzuweisen.

In Beweisnot geraten die Krebsforscher sehr häufig. Denn sicher ist nicht nur die Einwirkung *einer* Substanz allein für die Zellentgleisung verantwortlich, sonst müßten alle Personen, die diesen gefährlichen Mitteln lange ausgesetzt waren, an Krebs erkranken. Das ist aber nicht der Fall.

Dies ist ein grundsätzliches Problem: Obwohl nachgewiesen ist, daß eine Reihe von Substanzen im Tierversuch bösartiges Wachstum verursachen kann, ist der Beweis beim Menschen nur schwer zu erbringen. Vor allem, weil meistens mehrere Umwelteinflüsse in Frage kommen.

Die Frage nach krebsauslösenden Nebenwirkungen muß nach bestem Wissen beantwortet werden. Außerdem suchen die Wissenschaftler emsig nach Testverfahren, mit denen Nebenwirkungen aufgedeckt werden können. Auch heute noch sind die Forscher auf Tierversuche angewiesen. Es wird aber versucht, die Testsysteme zu vereinfachen, ohne sie dabei unzuverlässiger werden zu lassen. Nicht nur Heilmittel und medizinisch eingesetzte Substanzen müssen den Nachweis erbringen, ob und wie stark krebsauslösend sie wirken, auch viele neu hergestellte chemische Verbindungen werden daraufhin geprüft. Die Forderung der Experten: Es sollte keine neue Substanz mehr im Reagenzglas hergestellt werden, die nicht auf ihre Schädlichkeit hin kontrolliert wird.

Daran schließt eine weitere Sicherheitsvorkehrung an. Sobald bekannt ist, wie gefährlich eine Substanz ist, mit der Arbeiter in Berührung kommen können, werden Richtwerte festgesetzt, Grenzen für die noch duldbare Konzentration dieser Stoffe am Arbeitsplatz. Man spricht von der MAK, die Abkürzung von Maximaler Arbeitsplatz-Konzentration. Die Arbeitsmediziner achten darauf, daß diese Vorschriften eingehalten werden.

Die Industrie ist gehalten, für ihre Belegschaft alle erforderlichen Sicherheitsmaßnahmen durchzuführen, um die Gefährdung so gering wie möglich zu halten. Dennoch passiert es immer wieder, daß man auf das Schädigungs- Testverfahren, mit denen diese Nebenwirkungen überhaupt risiko erst aufmerksam wird, wenn mehrere Arbeiter überraschend die gleiche schwere Krankheit bekommen.

Anfang der siebziger Jahre fiel Bonner Universitätsmedizinern auf, daß Arbeiter, die in den PVC-Herstellungsprozeß eingeschaltet waren, eigenartige Blutveränderungen bekamen. Die Hautfachärzte steuerten noch eine weitere Beobachtung hinzu: Die PVC-Arbeiter zeigten sonst kaum gesehene Auflösungserscheinungen an den Finger-Endgliedern. »Abgerundet« wird die PVC-Krankheit noch durch massive Leberschäden, teilweise sogar durch Leberkrebs. 1974 schlugen die Alarmrufe der Medizner durch: Vinylchlorid, das zur Herstellung von PVC benötigt wird, wurde in die Liste der Stoffe aufgenommen, bei denen eine nennenswerte krebserzeugende Wirkung zu vermuten ist und »die dringend einer weiteren Abklärung bedürfen«, wie es offiziell hieß. Seit 1977 gehört nun Vinylchlorid zu den 12 gefährlichsten Gewerbe-Karzinogenen, die beim Menschen erfahrungsgemäß bösartige Geschwülste auslösen können.

Wie in Zukunft die Arbeiter vor solchen bösen Überraschungen weitgehendst geschützt werden können, ist Gegenstand der Fachdiskussion. Es ist beabsichtigt, die Sicherheitsanforderungen noch höher zu schrauben.

Um von allen neuen Substanzen zu erfahren, wie schädlich sie sind, ist ein meist unterschätzter Aufwand erforderlich. Denn auch wenn sich in den Tests erweisen sollte, daß ein neuer Stoff nur geringgradig giftig ist, heißt dies noch nicht, daß er auch auf lange Sicht ungefährlich bleibt.

Was bedeutet dies praktisch? Zunächst, daß wir lernen müssen, mit dem Risiko zu leben, am Arbeitsplatz ebenso wie im Privatleben. Wer schon am Arbeitsplatz mit risikoreichen Stoffen zu tun hat, sollte es sich zweimal überlegen, ob er sich gesundheitlich z. B. das Rauchen wirklich leisten kann. Es kommt letztlich nicht nur auf *einen Faktor* an, der dann zum bösartigen Tumor führt, sondern auf die *Gesamtbelastung*. Dazu gehört das Alter ebenso wie die vererbte Veranlagung, die Luxusgifte wie Zigarette und Alkohol gleichermaßen wie die Umweltbelastung durch Auto- und Industrieabgase. Dazu zählen schließlich auch Nahrungsmittel und die Ernährungsgewohnheiten ganz allgemein. Aus all diesen Bereichen sind krebsauslösende oder -fördernde Faktoren bekannt. Sie sollte man ebenso in den Griff bekommen, wie es bei einigen Berufskarzinogenen schon gelungen ist.

Daraus wird verständlich, daß vor allem von den Auto- und Industrieabgasen wie auch von den Abwässern eine weitgehende Reinhaltung verlangt wird. Diesen Forderungen sind Gesetzgeber und Industrie schon schrittweise entgegengekommen. Daß Sicherheit außerordentlich teuer sein wird, ist eine Erkenntnis der letzten Jahre. Aber auch, daß unsere Zivilisation Gesundheitsrisiken produziert hat, die kaum alle ausgeschaltet werden können. Wir müssen lernen, mit dem Gesundheitsrisiko, auch mit dem Krebsrisiko, zu leben. Das Wort vom Risikobewußtsein soll kein Schlagwort bleiben. Die persönliche Krebsvorsorge ist ein Angebot, das Risikobewußtsein unter Beweis zu stellen. Viele schöne Lebensjahre können auf dem Spiel stehen. Es lohnt sich.

Nachwort

Die Krebsvorsorge ist in den letzten Jahren zunehmend unter Beschuß geraten. Tatsächlich kosten die Vorsorgeprogramme viel Geld, mehr als man ursprünglich ausgerechnet hat; tatsächlich kann mit den Vorsorgeuntersuchungen der Krebs nicht ausgerottet werden, und tatsächlich ist eine Vorsorgeuntersuchung noch keine Garantie, später nicht doch an einem Karzinom zu erkranken.

Aber ebenso klar und unbestreitbar ist, daß es zu den Vorsorgeuntersuchungen keine Alternativen gibt, sie sind das Beste, was wir derzeit gegen den Krebs haben.

Während etwa die gynäkologische Vorsorgeuntersuchung den Gebärmutterhalskrebs mit großer Sicherheit im Anfangsstadium auffinden kann, sind die Methoden zur Erkennung eines beginnenden Lungenkrebses noch außerordentlich unbefriedigend. Die Verbesserung der Früherkennungs-Methoden sollte deshalb vorrangig gefördert werden. Die Verfahren müßten so verfeinert werden, daß bereits ein Krebsknoten von wenigen Millimetern Durchmesser entdeckt und entfernt werden kann, eine Größe, bei der mit großer Wahrscheinlichkeit noch keine Absiedlungen zu erwarten sind. Aber auch wenn es schon Krebstests gäbe, die so empfindlich wären, daß eine echte Früherfassung möglich wäre, hängt es doch vom Gesundheitsbewußtsein der Bevölkerung ab, wie nutzbringend dieser Fortschritt eingesetzt werden kann.

Die bittere Wirklichkeit heute: Die meisten Krebskranken gehen zu spät zum Arzt. Diese Verschleppungszeiten gilt es dringend abzubauen. Dann kommen wir selbst ohne neue wissenschaftliche Entdeckungen und Entwicklungen – so wünschenswert sie auch wären – einen großen Schritt weiter im Kampf gegen den Krebs.

Anschriften von Hilfsorganisationen

Deutsche Krebsgesellschaft e. V.
Hufelandstr. 55
4300 Essen
Tel.: 02 01/79 91-20 01

Landesverbände der Deutschen Krebsgesellschaft e. V.

Landesverband Baden-Württemberg zur Erforschung und Bekämpfung des Krebses e. V.
Städtisches Gesundheitsamt Stuttgart (Sekr. Prof. Dr. G. Neumann)
Hohe Straße 28
7000 Stuttgart
Tel.: 07 11/2 16-22 35

Schleswig-Holsteinische Krebsgesellschaft e. V.
Flämische Straße 6–10
2300 Kiel
Tel.: 04 31/9 42 94

Hamburger Landesverband zur Krebsbekämpfung und Krebsforschung
c/o Krankenhaus St. Georg
Lohmühlenstr. 1–5
2000 Hamburg 1
Tel.: 0 40/2 48 29-21 47

Deutsche Krebsgesellschaft, Landesverband Berlin e. V.
Habelschwerdter Allee 16
1000 Berlin 33
Tel.: 0 30/8 31 10 16

Landesverband Saarland für Krebsbekämpfung und Krebsforschung e. V.
(Sekr. Prof. Dr. G. Dhom)
c/o Haus der Ärzte
Faktoreistr. 4
6600 Saarbrücken 3
Tel.: 06 81/40 03-2 71

Krebsgesellschaft Rheinland-Pfalz (Sekr. Dr. A. von Essen)
Emil-Schüller-Str. 31
Ärztehaus
5400 Koblenz
Tel.: 02 61/3 80 77

Gesellschaft zur Bekämpfung der Krebskrankheiten Nordrhein-Westfalen e. V.
Kaiser-Friedrich-Ring 1
4000 Düsseldorf 11
Tel.: 02 11/57 10 51

Arbeitsgemeinschaft für Krebsbekämpfung des Landes Niedersachsen e. V.
Königstr. 19
3000 Hannover 1
Tel.: 05 11/32 23 19

Bayerische Krebsgesellschaft e. V.
Tumblingerstr. 4
8000 München 2
Tel.: 0 89/53 11 75

Arbeitsgemeinschaft für Krebsbekämpfung und Krebsforschung des Landes Bremen e. V.
Contrescarpe 8a
2800 Bremen
Tel.: 04 21/32 51 69

Landesverband Hessen zur Erforschung und Bekämpfung der Krebskrankheiten
Prof. Dr. Schmidt-Matthiesen
c/o Zentrum für Frauenheilkunde
Theodor-Stern-Kai 7
6000 Frankfurt/Main
Tel.: 06 11/6 30 11

Deutsche Krebshilfe
Thomas-Mann-Str. 40
5300 Bonn
Tel.: 0 22 21/65 70 81

Bundesverband für die Kehlkopflosen
L. Klär
Josefstr. 51
5190 Stolberg
Tel.: 0 24 02/2 01 35

Deutsche Ileostomie-Colostomie-Vereinigung e. V.
(ILCO) – Bundesverband
Kammergasse 9
8050 Freising
Tel.: 0 81 61/33 44 oder 38 00

ILCO-Landesverbände

Baden-Württemberg:
Herr Irtenkauf
Ravensburger Str. 3
7900 Ulm-Wiblingen
Tel.: 07 31/4 36 76

Bayern:
Kammergasse 9
8050 Freising
Tel.: 0 81 61/33 44 oder 38 00

Berlin:
Herr von Pock
Andreas-Hermes-Siedlung 7
1000 Berlin 47
Tel.: 0 30/6 63 43 20

Hessen:
Herr Wingerter
Gemündener Str. 35
6000 Frankfurt
Tel.: 06 11/68 28 87

Nordrhein-Westfalen:
Herr Scheithauer
Hauptstr. 97
5107 Simmerath
Tel.: 0 24 73/13 91

Rheinland-Pfalz/Saarland:
Herr Wepler
Am Meßplatz 4
6728 Germersheim
Tel.: 0 63 47/26 03

Bei den ILCO-Landesverbänden können die lokalen ILCO-Gruppen erfragt werden.

Liebe Leserinnen und Leser,

mit der Gründung der DEUTSCHEN KREBSHILFE im Jahre 1974 ist es erstmals in der Bundesrepublik gelungen, die Krebsbekämpfung auf eine breite Grundlage zu stellen. Hunderttausende von Mitbürgern erkannten, daß dieses große Menschheitsproblem nur durch das persönliche Engagement und die Mitarbeit aller gelöst werden kann.

Heute sammeln ungezählte Mitbürger in allen Teilen unseres Landes bei den unterschiedlichsten Aktionen Geld gegen den Krebs. Damit wurde es möglich, das umfangreiche Programm der DEUTSCHEN KREBSHILFE in die Tat umzusetzen.

So konnten bis heute mit diesen Spenden fünf Tumorzentren ins Leben gerufen werden, an denen beispielhaft die Zusammenarbeit aller medizinischen Fachrichtungen bei der Krebsbehandlung praktiziert wird. Weiter wurde die Krebsforschung gefördert, die Krebstherapie durch eine Verbesserung der apparativen und personellen Ausstattung von Kliniken optimiert und die kontinuierliche Krebsnachsorge zum Programm erhoben. Schließlich gelang es durch den Einsatz eines Mammographiebusses, die Vorsorge direkt zum Bürger zu bringen.

Dennoch bleibt viel zu tun. Die laufenden Programme der DEUTSCHEN KREBSHILFE müssen fortgeführt werden. Hunderte von Anträgen aus allen Teilen des Landes warten auf Berücksichtigung. Die Tumorzentren sollen weiter ausgebaut werden, und junge Wissenschaftler werden auch künftig von der DEUTSCHEN KREBSHILFE an die besten Forschungsstätten der Welt entsandt. Außerdem sollen aus Bürgerspenden frei finanzierte Lehrstühle für Krebsfrüherkennung und Krebstherapie die staatliche Forschung sinnvoll ergänzen.

Um diese umfangreichen Programme in die Tat umsetzen zu können, benötigen wir Ihre Hilfe. Spenden Sie. Auf das Konto 90 90 90 bei allen Banken, der Stadtsparkasse Bonn oder beim Postscheckkonto Köln.

Ihre
DEUTSCHE KREBSHILFE

Daß die DEUTSCHE KREBSHILFE dieses Buch nicht aus Spendenmitteln finanzieren mußte und es kostenlos abgeben kann, verdanken wir u. a. den Firmen

- Quelle, Fürth
- Sagitta-Werk, Feldkirchen
- Bertelsmann A.G., Gütersloh